AF296629

Connaître le Créateur / *1884*

LA
GÉNÉRATION

ÉTUDIÉE

SUR LES VÉGÉTAUX, LES OISEAUX ET LES ANIMAUX

POUR LA CONNAITRE

CHEZ LA FEMME

FLORAISON. PÉRIODE POUR LA FÉCONDATION
CONCEPTION. SES SIGNES DÈS LE DÉBUT
SA DURÉE VARIANT SELON LE SEXE. ERREUR SUR CELLE DE SIX ET DIX MOIS
DENTITION DU FŒTUS A SIX MOIS. SA NON-VIABILITÉ
INDICATIONS POUR PRONOSTIQUER LA NAISSANCE ET LE SEXE
PREUVES DE L'AINÉ DANS LES JUMEAUX
PROCÉDÉ POUR LA DÉLIVRANCE NATURELLE DU PLACENTA
FIÈVRE OU PÉRITONITE PUERPÉRALE. ERREUR SUR SA CAUSE. SA GUÉRISON
ÉLEVAGE DE L'ENFANT. DIARRHÉE VERTE. SA CAUSE
SON TRAITEMENT

PAR

Le Dr RÉZARD DE WOUVES

Médaille d'honneur
Récompense pour belles actions
Chevalier de la Légion d'honneur

PARIS
CHEZ OCTAVE DOIN, ÉDITEUR
8, PLACE DE L'ODÉON, 8

—

1888
Tous droits réservés.

LA GÉNÉRATION

DANS

LA NATURE

69

34

Châteauroux. — Typographie et Stéreotypie, A. Majesté.

LA
GÉNÉRATION

ÉTUDIÉE

SUR LES VÉGÉTAUX, LES OISEAUX ET LES ANIMAUX

POUR LA CONNAITRE

CHEZ LA FEMME

FLORAISON. PÉRIODE POUR LA FÉCONDATION
CONCEPTION. SES SIGNES DÈS LE DÉBUT
LA DURÉE VARIANT SELON LE SEXE. ERREUR SUR CELLE DE SIX ET DIX MOIS
DENTITION DU FOETUS A SIX MOIS. SA NON-VIABILITÉ
INDICATIONS POUR PRONOSTIQUER LA NAISSANCE ET LE SEXE
PREUVES DE L'AINÉ DANS LES JUMEAUX
PROCÉDÉ POUR LA DÉLIVRANCE NATURELLE DU PLACENTA
FIÈVRE OU PÉRITONITE PUERPÉRALE. ERREUR SUR SA CAUSE. SA GUÉRISON
ÉLEVAGE DE L'ENFANT. DIARRHÉE VERTE. SA CAUSE
SON TRAITEMENT

PAR

Le Dr RÉZARD DE WOUVES

Médaille d'honneur
Récompense pour belles actions
Chevalier de la Légion d'honneur

PARIS
CHEZ OCTAVE DOIN, ÉDITEUR
8, PLACE DE L'ODÉON, 8

—

1888
Tous droits réservés.

PRÉFACE

L'Écriture nous a appris que Dieu créa l'homme à son image et que de tous les êtres de la Création il est le plus parfait comme intelligence. Sa perfection ne peut être mise en doute, quant à l'intelligence, par les vastes et grandes conceptions qui sortent journellement du cerveau de tous ces hommes chercheurs, véritables pionniers de la Science. Nous les voyons, chacun dans leur spécialité, je dirai mieux, dans l'aptitude de leur intelligence, de leur esprit inventif, s'appliquer à perfectionner ce qui a déjà été découvert, pour arriver, eux-mêmes, à inventer quelque chose de mieux.

Dans les Sciences, dans les Arts, dans l'Agriculture, nous voyons la même émulation se traduire chez tous ces hommes de Sciences et même il s'est trouvé un homme, véritable génie, qui, sans avoir aucune instruction, puisqu'il était batelier et simple pêcheur, créa la Pisciculture. Cet homme de génie s'appelle *Rémy*, et je suis heureux de pouvoir rendre hommage à sa belle découverte et de rappeler son nom, qui y est à jamais inséparable.

Comme l'espèce humaine est la première de la Création, peut-être a-t-on pensé qu'il n'y avait pas à s'occuper de l'étude de sa reproduction; que sa race était trop multipliée ou qu'elle se suffisait à elle-même, sans le secours d'aucune étude particulière pour son accroissement. L'on serait admis à le croire quand, journellement, l'on voit des intelligences d'élite inventer, à qui mieux mieux, les moyens les plus prompts, les plus puissants, pour, à un moment donné, détruire, le plus rapidement possible, la plus grande masse d'êtres humains, qui tous, cependant, ont coûté tant de peines, tant de soins, pour les faire arriver à l'âge d'homme..... aptes à êtres tués !

Et, comme contre-poids de cette destruction, pour maintenir l'équilibre de la Génération, je ne vois aucun travail ayant pour but de chercher les moyens d'augmenter la reproduction humaine et de l'enseigner à ceux qui auraient besoin de le savoir, et qui, souvent, sont très malheureux, arrivés au terme de leur carrière, de ne pas se voir revivre dans une nouvelle génération qu'ils auraient procréée.

Je vais tenter d'entreprendre cette tâche. Elle est de mon domaine, comme Sciences médicales. J'apporterai, à cette étude, les connaissances que j'ai acquises, par la pratique, dans l'élevage des animaux et l'étude des plantes. Connaissances qui m'ont été d'une grande utilité dans l'exercice de la médecine.

C'est déjà une bien grande tâche, pour le médecin, d'avoir à porter toute son intelligence, tous ses efforts, pour lutter contre les maux qui frappent l'humanité et particulièrement l'enfance, mais n'incombe-t-il pas à son esprit, à la science qu'il pratique, de chercher à deviner, pour l'espèce humaine, non les mystères de la Nature, mais les signes qui peuvent le guider pour la comprendre et la connaître dans sa reproduction ?

Je n'entends pas me jeter dans la discussion des théories admises pour le mystère de la Fécondation, soit par « l'Aura seminalis » ou par « les animalcules spermatiques ». Si on parvenait à le découvrir, ce serait une très belle et curieuse conquête physiologique, mais ce qui importe pour mon travail et pour l'humanité, c'est de rechercher, d'après les indications que nous fournissent les animaux, le moment fixé par la Nature pour produire naturellement et personnellement, sans le concours d'une opération artificielle, cette fécondation. C'est, en outre, de pouvoir reconnaître, dès le début, les signes qui dénotent qu'il y a conception ; c'est d'établir la limite de durée de la grossesse, d'après la loi générale de la Nature, variant selon le sexe de l'enfant, c'est d'indiquer les moyens pour la faire arriver à bon terme, c'est de combattre et de détruire l'erreur dans laquelle la Science se trouve, en considérant l'accouchement et ses suites comme une cause ou conséquence de maladie et souvent de mort pour la mère.

Puis, les soins à donner à la mère, pendant et après sa grossesse et ceux qui conviennent pour « l'Élevage de l'enfant ».

Tel est le but de ce travail.

LA
GÉNÉRATION DANS LA NATURE

CHAPITRE PREMIER

FÉCONDATION DES VÉGÉTAUX. — FLORAISON ET PÉRIODE DE
FÉCONDATION. — SES SIGNES

Que l'on étudie la reproduction, soit dans le règne végétal, le règne animal ou dans l'espèce humaine, l'on se trouve en présence des mêmes lois de la nature, qui se divisent en trois périodes qui sont identiques :

1° État préparateur, par la floraison.

2° Période de fécondation.

3° La gestation.

Nous allons étudier ces trois périodes : 1° sur les végétaux, 2° sur les animaux, 3° sur l'espèce humaine :

1° Dans le règne végétal, qu'observons-nous pour les plantes ?

N'oublions pas qu'elles parcourent trois périodes pour leur sève et leur vie active annuelle, soit le printemps, l'été et l'automne, qui sont semblables, également, pour le règne animal, en général, l'espèce humaine ne faisant pas exception.

Le printemps correspond au bourgeonnement des boutons à fleur précédant leur éclosion, pour arriver à l'épo-

1

que de leur fécondation, par le pollen, porté par l'air ou par les insectes ou encore par la méthode artificielle. La vanille en était, jusqu'à présent, le seul exemple, et, guidé par cette pratique, j'ai voulu l'employer, pour parvenir à étudier les phénomènes de la fécondation sur les fleurs.

Voulant éviter toute erreur possible, je me suis servi de la jacinthe pour mes expériences, attendu que, sur la même hampe, elle porte un grand nombre de fleurs, ce qui me permettait d'en suivre très exactement, et par comparaison, toutes les phases de la fécondation, et en outre, de connaître le moment propice pour leur fécondation.

A l'époque de sa floraison, février et mars, dans les serres chaudes et les appartements, il n'existe pas encore de mouches qui pourraient porter le pollen d'une fleur à l'autre ; il n'y avait pas d'erreur possible soit par ce moyen ou par l'air.

J'ai choisi la jacinthe pour cette raison et en outre par rapport à la multiplicité de ses fleurs, sur la même hampe, elle me permettait d'avoir une étude positive et d'autant plus certaine que, toutes les fleurs avaient la même source de vie et, bien que médecin, j'étais, — alors, — incapable de pouvoir distinguer celles qui étaient les plus valides et devant donner les meilleurs résultats, comme aussi de reconnaître celles qui étaient arrivées à leur moment de fécondation ; connaissance qui est d'une grande utilité

Pour mieux faire et suivre l'expérience, j'ai limité, au moyen d'un fil, en deux parties égales, toutes les fleurs du sommet à la base de la hampe ; l'une devant être fécondée, l'autre ne pas l'être.

Par cette précaution, il ne pouvait exister la moindre erreur. En étudiant et comparant alternativement les fleurs fécondées et celles qui ne l'étaient pas, je pouvais observer les changements qui s'opéreraient.

Voici ce que nous avons observé sur les fleurs de jacinthe. Nous devons ajouter que les mêmes obervations ont été faites sur les animaux et la femme, comme nous l'indiquons plus loin et qu'elles établissent que, pour les trois règnes, la nature procède de la même manière.

La fécondation pratiquée, la fleur s'étiole, l'ovaire grossit, la corolle se flétrit et dix-sept jours après la fécondation, elle se fend à la base, sur les côtés de l'ovaire fécondé, et, selon le grossissement qu'il acquiert, elle s'en détache, quoique toujours retenue par son pistil, et finit par tomber.

Qu'observe-t-on sur les fleurs non fécondées ? La fleur persiste, attendant toujours une fécondation, qui n'a pas lieu. L'ovaire ne pouvant grossir, la corolle ne se flétrit pas et tandis que leurs sœurs, plus favorisées, ont eu leur mission reproductrice remplie et ne possèdent plus leur corolle virginale, elles, au contraire, la conservent jusqu'au moment où elles tombent, flétries, avec l'ovaire et les pétales.

Cette fécondation suit la même marche soit dans les plantes à fleurs, ou arbres fruitiers, pour arriver à produire, dans les plantes, les graines ; dans les arbres, les fruits ou les noyaux.

J'ai dit qu'il y avait un moment propice pour la fécondation, en voici la preuve : toutes les fleurs d'une hampe étaient ouvertes, j'ai voulu les féconder, mais comme celles du sommet n'étaient pas arrivées à leur point de fécondation, elles ne purent être fécondées, tandis que toutes les autres l'étaient. J'ai voulu en rechercher la cause et ai vu qu'il fallait que la fleur fût épanouie et que son pollen fût apparent, sans cela la fécondation n'a pas lieu.

Ayant choisi pour mes dernières expériences deux nuances, l'une jaune *rose-thé* et l'autre rouge vif, j'ai été étonné de voir, qu'après la fécondation, les corolles jaunes rose-thé se teintaient d'une ligne médiane très rosée, qui s'accentuait journellement de plus en plus. — Comme les fleurs des sommités n'étaient pas arrivées à leur développement, j'ai remis pour les féconder quand le moment propice me serait indiqué par leur épanouissement et ces dernières furent également fécondées, les unes par les autres, et la même nuance rouge-rosée se représenta sur les fleurs rose-thé.

Ainsi, parce qu'une fleur s'ouvre, ce n'est pas à dire qu'elle puisse être fécondée immédiatement, il lui faut un temps de préparation pour être apte à la fécondation. Avant ce moment la fécondation ne peut se faire et ce que j'ai constaté, en outre, c'est qu'ayant voulu de nouveau féconder les fleurs qui ne l'avaient pas été à la première opération, elles ne le furent pas, le moment propice étant passé. L'ovaire ne grossissait pas, la corolle se flétrissait et toute la fleur se desséchait et tombait, tandis que les autres se développaient et arrivaient à produire une capsule de la grosseur et de la forme d'une grosse noisette, divisée en quatre compartiments, dans lesquelles se trouvent les graines, qui sont noires, recouvertes d'une pellicule chagrinée et surmontée d'une tête blanche, bilobée, semblable, pour l'apparence, à celle de la graine de ricin.

Ces graines, obtenues par cette fécondation artificielle, ayant été semées, par nous-mêmes, ont très bien germé et ont produit des oignons. Pendant cinq années nous avons fait ces expériences et la dernière a été observée sur cinq tiges, trois de nuance blanche ; une, rouge vif et une, jaune rose-thé.

Il résulte de ces expériences : 1° que la fleur ne peut être fécondée aussitôt qu'elle s'ouvre ;

2° Qu'il faut qu'elle soit épanouie et que le pollen soit apparent pour que la fécondation puisse avoir lieu ;

3° Que passé cette période, la fécondation ne peut plus avoir lieu, alors même qu'elle serait pratiquée ;

4° Que nous allons retrouver ces mêmes lois de la nature chez les animaux et la femme, pour leur floraison et leur fécondation.

CHAPITRE II

Dans le règne animal, nous allons retrouver, chez la femelle, les mêmes périodes pour leur floraison : Période préparatoire, période de déclin, qui est la période de fécondation et période de gestation.

Que nous portions nos recherches dans les espèces qui nous touchent de près, par leur utilité, soit les espèces chevaline, bovine ou canine et chez lesquelles nous pouvons mieux faire et suivre nos observations, nous trouvons les mêmes lois de la nature.

Mettons de côté les espèces chevaline et bovine et prenons, pour étudier cette question, la race canine, qui nous donne tant de preuves d'affection, d'amitié et de dévouement et chez laquelle, seule, l'on trouve la preuve de l'attachement poussé jusqu'à la mort.

Ce n'est pas seulement par la prédilection instinctive que nous avons pour elle, que nous lui donnons la préférence, mais c'est parce que la nature l'a rapprochée de nous et que, comme la femme, la femelle a une période de menstrues.

Je n'ignore pas que les singes ont cette même période, mais il n'est pas facile de faire cette étude sur eux.

Cet état, commun à la femme et à la chienne, nous servira pour étudier successivement trois périodes : Floraison, Fécondation, Gestation.

Chez la femme, l'observateur ne peut les suivre, les étudier, à leur début et dans leur marche, tandis que dans les espèces animales, il le peut.

Prenons, pour notre étude, la chienne, chez laquelle

nous les avons suivies très attentivement, bien que, chez les deux autres espèces, nous l'ayons faite, mais moins régulièrement.

Chez elle, la période des menstrues, qui a lieu tous les cinq ou six mois, se déclare par un écoulement sanguin, peu abondant au début, augmentant et devenant plus foncé en couleur et finissant par être moins abondant et plus clair.

Cette période dure de dix à douze jours. Que se passe-t-il pendant sa durée?

La fécondation peut-elle se faire? Avant de traiter cette question, il convient de rechercher ce qui a lieu dans les ovaires chez la femme. D'après les physiologistes, l'ovule, arrivé à sa période de maturité, occasionne, d'après tous les auteurs, un afflux de sang, dans sa vésicule; elle augmente de volume au point de devenir de la grosseur d'une petite noix et finit par se déchirer. L'œuf et le liquide, qu'elle renferme, s'épanchent dans la cavité péritonéale.

Je ne saurais partager cette opinion et comprends que la vésicule se rompt, le sang s'écoule et produit la perte menstruelle et, après, l'ovule est expulsé. Ce qui reviendrait à la même marche que celle de l'accouchement, la poche des eaux se forme, se rompt et l'enfant sort, car tout dans la nature a une règle fixe.

Le même travail doit s'opérer dans l'ovaire.

Il est admis, par tous les auteurs, que ce travail de la vésicule, contenant l'ovule, a lieu. Comment pourrait-on admettre d'après Bischoff, que les spermatozoaires iraient jusqu'aux ovaires pour féconder l'ovule? Comment pourraient-ils y parvenir, puisque l'ovule est enfermé dans la vésicule. Ils le peuvent d'autant moins que l'écoulement du sang précède le cheminement de l'ovule et tous bons nageurs qu'ils pourraient être, le flot du sang les entraînerait.

Coste dit:« Le passage des œufs dans la matrice ne sau-

» rait avoir lieu à une époque rigoureusement déterminée
» pour toutes les femelles. Car, puisque (comme le prouve
» l'existence des corps jaunes dans les ovaires des femel-
» les vierges) la déchirure des vésicules de Graaf se pro-
» duit indépendamment de l'acte copulateur, il s'ensuit
» que, dans le cas où l'accouplement a lieu, lors de leur
» maturité complète, elles les laissent échapper au mo-
» ment même ou à une époque plus ou moins éloignée,
» suivant qu'elles se rompent d'une manière plus ou
» moins tardive. *On peut concevoir aussi que, si l'accouple-*
» *ment ne s'opère qu'à une époque postérieure à celle qui est*
» *marquée pour leur maturité normale, les œufs, parvenus*
» *dans l'utérus ou en voie d'y arriver, reçoivent l'influence*
» *de la conception ou dans celui-ci, ou pendant qu'ils par-*
» *courent le canal recteur. (Embryogénie comparée, t. I,*
» p. 445.) »

Il est complètement dans l'erreur. Les femelles vont le
prouver. Reçoivent-elles le mâle avant un moment bien
précis? Non. — Peuvent-elles concevoir, avant ce moment,
alors même qu'elles sont entravées, pour le recevoir? Non.

La raison en est simple ; l'ovule n'est pas arrivé pour
être fécondé. L'accouplement n'y fait rien, n'avance rien,
pour la déchirure de la vésicule, et la nature suit son cours.
Quand la maturité de l'ovule est arrivée à son dernier
point, la vésicule se rompt; le sang s'écoule et l'ovule,
ayant son chemin tout préparé, arrive dans la matrice
et là, seulement là, il est fécondé et non dans l'ovaire ni
dans les canaux recteurs. Les femelles le prouvent d'une
manière positive. Leur rût ou période de chaleur, a commencé, est établi. Pourquoi repoussent-elles le mâle?
Pour quelle raison, plus tard, vont-elles le rechercher et
l'accepter? C'est que la nature leur indique parfaitement
le moment où il faut agir pour concevoir. Si elles le pouvaient dès le début, elles ne repousseraient pas le mâle,
ne se défendraient pas et l'accepteraient.

A mon avis, c'est dans la matrice seule que la fécondation doit se faire. La semence enveloppe l'ovule, elle est en quelque sorte une matière agglutinante qui, tout en le fécondant, le fixe dans l'utérus. Alors s'opère le mystère de la création, que l'humanité ne pourra jamais approfondir. *Les grossesses dites extra-utérines* vont nous en donner la preuve. Plus tard je reviendrai sur ce sujet et en donnerai l'explication. Qu'observons-nous, en effet, chez les femelles, c'est que si, après l'accouplement, la semence est rejetée, c'est la preuve certaine qu'il n'y a pas eu de fécondation, tandis que, si elle est conservée, on a la certitude que la fécondation a eu lieu.

Chez la femme, la même observation existe. Que deviendrait donc le sperme lorsqu'il y a fécondation et qu'il n'est pas rejeté ?

Il faut forcément admettre qu'il est absorbé par la matrice et concourt au travail qui va se faire par suite de la fécondation de l'ovule. La même observation a lieu également ment chez les volatiles et les animaux.

Une belle découverte due à un simple batelier, au pêcheur Rémy, et non à Coste, qui l'a mis en pratique, va démontrer l'erreur dans laquelle de Blainville, Bischoff et autres se trouvent, alors qu'ils prétendent que les spermatozoaires vont se promener jusque sur les ovaires et féconder l'ovule.

Comment opèrent-ils alors pour les œufs des poissons, puisqu'ils sont délayés dans de l'eau et que la laite — semence du mâle — est versée dans le liquide ? Les poissons ont un ovaire, comme les animaux, d'où vient alors que, chez eux, leurs spermatozoaires peuvent fonctionner dans un baquet et non dans l'ovaire ?

Ceci établi, à quel moment la fécondation peut-elle se faire?

Nous allons l'étudier sur la chienne. Tant que dure la période sanguine, elle ne peut être fécondée. Arriverait-on, en l'entravant, à l'accoupler, elle ne le serait pas.

Nous en avons fait l'expérience sur elle, la jument et la vache.

Mais il arrive un moment, et c'est à la période de déclin, où le mâle a l'instinct que ses attaques ne seront pas repoussées. Il n'hésite plus, devient entreprenant, fait violence, est accepté et la femelle conçoit.

«Voici ce que nous avons observé : Une chienne épagneule dont nous désirions avoir de la race, fut enfermée avec un chien, après le début de sa période. A notre grand étonnement, tous deux se montrèrent d'une réserve désespérante.

Après trois jours d'attente, une nuit, un tapage épouvantable eut lieu. Réveillé en sursaut, nous crûmes à une bataille et allions pour y mettre ordre ; mais, à notre arrivée, ils s'étaient déjà compris, étaient d'accord, et l'union était faite.

Pour les races chevaline et bovine, il en est de même. Si le mâle est présenté avant le moment précis, fixé par la nature, pour leur fécondation, la femelle se défend et, malgré ses désirs, il n'insiste pas. Il en est de même pour toutes les espèces.

Ceci nous indique qu'il y a une période précise pendant laquelle la femelle doit concevoir et qu'avant, comme après, la conception ne peut avoir lieu. Ce qui le prouve d'une manière certaine, c'est que toutes les femelles se défendent des approches du mâle, pour ne l'accepter qu'à un moment qui leur est indiqué par la nature.

C'est si bien connu que, dans les haras, pour éviter que l'étalon de race ne se fatigue ou ne soit blessé par la jument, qui lui est présentée, on amène un étalon ordinaire, qui est appelé « *Boute-en-train* », pour s'assurer si la jument est prête à recevoir l'étalon.

Si l'on tarde à mettre les femelles en rapport avec le mâle, l'accouplement peut encore avoir lieu, mais non la fécondation. La raison en est bien simple, c'est que l'ovule n'est plus dans la matrice et qu'il n'y a rien à féconder. C'est ce qui s'observe dans les campagnes, lorsque les vaches sont menées trop tard au taureau, elles le reçoivent mais ne sont pas fécondées, le moment de la fécondation étant passé.

La même observation a eu lieu pour la fécondation de la fleur, comme je l'ai constaté et l'ai déjà indiqué.

Dans l'espèce humaine, nous observons le même travail de floraison, comme chez les animaux et les végétaux. Cette loi est une pour toutes les branches reproductrices de la nature.

Chez la femme, même période sanguine, ayant la même marche, à durée variable, et suivant les mêmes phases et colorations.

Par ce que nous savons de l'observation faite sur les plantes et les animaux, il doit donc exister, pour la femme, une période pendant laquelle elle peut et doit concevoir et, passé ce moment, elle ne le peut et ne le doit pas. C'est si vrai, que la femme qui n'a pas sa floraison, soit avant sa puberté, soit parce qu'elle allaite et sans le retour de ses menstrues, ne peut concevoir. Celle dont l'époque est irrégulière, comme apparition, ne le peut davantage, sauf lorsqu'elle se produit.

De même qu'il faut la fleur, pour que les végétaux produisent, de même il faut cette floraison pour que la femme puisse concevoir ainsi que les animaux. Sans cette floraison, les végétaux et les animaux ne pouvant être fécondés il s'ensuit forcément que la femme, hors cette période, ne peut concevoir. Nous avons eu la confirmation de ce fait par le dire de personnes qui, mariées et n'ayant pas eu d'enfants, nous ont déclaré que jamais aucun rapport n'avait eu lieu dans la période de déclin, tandis que, dans le moment voulu par la nature, la fécondation a presque sûrement lieu, hormis les causes exceptionnelles par vice de conformation et autres.

CHAPITRE III

Nous avons dit dans le chapitre précédent qu'il y avait un moment précis pendant lequel la femelle était apte à concevoir; nous allons rechercher et indiquer quels sont les signes par lesquels l'on pourra reconnaître — après le rapprochement des deux sexes — si la fécondation a eu lieu, pour les plantes, les animaux et la femme.

Dans cette étude, nous déclarons que, si nous mettons toujours l'espèce humaine en dernier, c'est parce que nous ne pouvons arriver, par des observations journalières, à avoir rien de précis, tandis que, sur les plantes et les animaux, il ne s'agit que d'observer attentivement avec patience et persévérance.

Les remarques que nous ferons dans ces deux ordres, nous devrons forcément les retrouver chez la femme, attendu que tout dans la nature est soumis aux mêmes lois et que la génération et la reproduction ne peuvent subir d'exception.

L'étude que nous avons faite nous démontre parfaitement que les mêmes phénomènes de transformation, se retrouvent chez la plante, la femelle et la femme.

La fleur de jacinthe fécondée artificiellement par nous, nous montre le travail de fécondation qui se produit dans son ovaire, tandis que la fleur, non fécondée, bien que sur la même tige, ne présente pas les mêmes changements. Nous avons déjà établi la marche que suit cette fécondation même artificielle de la jacinthe, et les signes qui prouvent que la fécondation a eu lieu.

Nous allons observer sur la chienne les signes du même travail. Cette étude est plus intéressante, puisque l'espèce humaine n'est pas éloignée du règne animal. Le sang circule dans nos veines — matériellement, — nous nous ressemblons comme organisation. Les deux espèces animale et humaine n'ont aucun point de rapprochement avec le règne végétal et pourtant la loi de reproduction est la même pour tous.

Qu'observe-t-on dans le règne animal chez les femelles de l'espèce canine?

Une période de début, la floraison, indiquée par un sang clair, peu abondant, augmentant journellement comme quantité et coloration, pour redevenir, à la période de déclin, peu abondant et peu coloré. Cette période est de dix jours. Pendant toute celle de début, le mâle ne fait aucune attention à la femelle, qui le repousse et le mord s'il s'approche. Étant à sa fin, la deuxième, celle de la fécondation commence. La femelle recherche le mâle et ne le repoussera plus; son instinct lui indique que le moment fixé par la nature, pour accomplir sa fonction de reproduction, est arrivé, elle s'exécute.

Avant l'accouplement, il faut avoir soin d'examiner les mamelles de la chienne pour être à même de distinguer les changements qui vont s'y traduire.

Voici les signes que nous avons observés sur notre chienne, quarante-huit heures après l'accouplement. Le premier a eu lieu le 15 juin 1879, à midi, le second vingt quatre heures après, soit le 16 juin à midi, et ma chienne, étant dans mon appartement et ne me quittant pas, n'a eu que ces deux accouplements. Le 17 au matin, les mamelles, qui étaient naturelles comme grosseur, la chienne était à sa première portée, commencent à dénoter qu'il y a eu fécondation. Celles qui sont placées les dernières, depuis les cuisses jusqu'au nombril, présentent une augmentation de volume et sont mamelonnées. On observe, en outre un renflement longitudinal très prononcé de chaque côté de la mamelle. La ligne médiane est déprimée. La chienne est

souffrante et refuse la nourriture. Le 19, les cordons ga-
lactophores sont plus prononcés et se durcissent. Ainsi,
trente-six-heures après le premier accouplement, les signes, indiquant que la fécondation avait eu lieu, se tradui-
saient sur les mamelles. Comme elle était très grasse, que
c'était sa première portée, tous les éleveurs prétendaient
qu'elle n'aurait pas de petits, tandis que les signes des mamelles me certifiaient qu'il y avait fécondation et je pouvais affirmer que ma chienne était pleine.

La gestation de la chienne dure soixante jours ; le 15 août,
à minuit, elle mettait bas. Elle n'avait eu que ces deux accouplements. Ainsi les signes avaient bien indiqué, dès le
début, la fécondation.

Nous avons dit qu'il y avait eu deux accouplements à
vingt-quatre heures d'intervalle, et par deux chiens de pelage différent. Notre intention n'était pas de porter uniquement notre observation sur la fécondation, mais sur
une constatation, bien autrement importante, celle de savoir : 1° s'il pouvait y avoir superfétation, 2° quel serait le
premier-né.

Cette expérience devant nous donner la preuve pour
établir quel est l'aîné de deux jumeaux, dans l'espèce humaine, c'est-à-dire la priorité dans l'acte de la fécondation
et dans le fait de la naissance.

Il n'y avait pas de doute, pour nous, que les fécondations
pouvaient être successives, en ayant observé plusieurs faits
et surtout deux relativement à cette même question, en
1840 et 1842, et je ne pensais pas alors à étudier la médecine.

Plus loin, dans un chapitre spécial, je reviendrai sur ces
indications et démontrerai comment la nature procède.
Elle fait loi et est égale pour tous ; ses actes ne compor-
tent pas de discussions, attendu que c'est une loi qui n'admet aucune modification.

Ainsi premier point établi : c'est que dans le règne végétal, comme dans le règne animal, la fécondation, si elle a

eu lieu, se traduit par des signes certains et visibles, peu après le contact ou l'accouplement. Nous les avons observés dans les végétaux sur la jacinthe; dans les animaux sur la chienne, la jument et la génisse à sa première portée.

Partant de ces faits, nous avons été amené à conclure que, chez la femme, les preuves de la fécondation devaient se traduire de la même manière, dès le début, sur les seins.

Tous les auteurs ne reconnaissent comme signe de la grossesse, que le ballottement fourni par le toucher, signe qui ne peut se percevoir qu'après trois mois de grossesse et faut-il encore appuyer son opinion sur l'arrêt de l'époque menstruelle. Mais si, pendant les trois premiers mois, cette époque se traduit, comme j'en ai la preuve indiscutable, par trois grossesses successives observées sur la même femme et sur plusieurs autres, que deviendra le ballottement puisque ce signe ne pouvant, d'après les auteurs, se percevoir qu'après le troisième mois, ne pourra être recherché, après un mois de retard, chez ces personnes bien qu'enceintes de quatre mois?

Les cas sont plus fréquents qu'on ne le pense et ils ont fait croire aux grossesses de six, sept et huit mois.

Nous avons cherché, lorsque les occasions se sont présentées, à constater si le doute ou les craintes que les femmes avaient de la non-apparition de leur période mensuelle, pouvaient dépendre soit d'un retard, soit d'une grossesse. Avec une observation patiente, nous sommes arrivés à reconnaître que les signes de la fécondation s'observaient également, dès le début, sur la femme, comme nous les avions observés sur les animaux et la plante.

Chez la femme autour du mamelon, sur son aréole, nous avons observé deux signes bien différents, l'un, établissant la prochaine venue de l'époque menstruelle, surtout si elle a éprouvé un retard; — l'autre, pour indiquer positivement la grossesse.

1° S'il y a un retard, pouvant faire croire à une grossesse, l'inspection des seins va nous fixer sur la position de la femme. Autour du mamelon, sur l'aréole, l'on observe des petits boutons d'une teinte plus blanche, comme si c'étaient de petits kystes, remplis de matière sébacée. Il y en a plus ou moins, chez toutes les jeunes filles, seulement, sur la femme qui a été mère, ils sont plus développés, mais ils diffèrent de ceux indiquant la grossesse. Ces glandules subissent une modification très prononcée à l'époque menstruelle et surtout avant, elles indiquent même leur arrivée prochaine par leur développement.

S'il y a un retard d'une ou de plusieurs semaines et si l'époque doit arriver prochainement elles sont plus prononcées, et, phénomène curieux, le sein gauche les a bien plus marqués. Pour mieux les faire apparaître, frottez légèrement le bout du sein; cette excitation les développe et l'observation est plus facile. D'après leur développement, l'on peut même prévoir l'apparition de l'époque dans un court délai. S'il n'existe pas d'apparence de ces glandules, non seulement la grossesse ne peut être soupçonnée, mais l'arrivée de l'époque ne peut pas même être indiquée.

Voici quelques observations relatives aux retards des époques menstruelles et pour lesquels les signes, fournis par les seins, nous ont permis de nous prononcer.

Une femme vint nous consulter, pensant qu'elle pouvait être enceinte. Ce doute lui occasionnait de grandes préoccupations et de cruels soucis. Elle avait deux mois de retard et, à la dernière époque, elle n'avait eu qu'une légère apparition. Elle avait de 28 à 30 ans et avait eu deux grossesses, elle était brune, bien constituée et n'avait pas allaité ses enfants.

Mis au courant de sa position, j'examinai les seins. Ils étaient plus gros que d'habitude et plus fermes.

Après les avoir étudié successivement et avoir provoqué

le développement des glandules, qui fut très prononcé sur
le sein gauche, et non sur le sein droit, je pouvais lui annoncer non seulement qu'elle n'était pas enceinte, mais
que, dans peu, son époque aurait lieu. Quarante-huit heures après, sans aucun traitement, elle apparaissait.

Un mari, après une absence, trouve sa femme souffrante,
un retard de deux mois existait. Le médecin habituel, consulté, vu les circonstances et ignorant qu'il y avait eu une
absence de trois mois, déclara qu'il pensait à une grossesse.
Je laisse à juger ce qui s'ensuivit. Je fus consulté. Après
un examen minutieux, le sein gauche offrait des signes
plus prononcés, qui mettaient le doute dans mon esprit,
avec d'autant plus de raison que la femme avait des mo-
tifs de crainte relativement à ces retards, mais les signes,
qui indiquent la fécondation, n'apparaissaient pas. L'examen du sein droit, me fixa immédiatement, les glandules
étaient moins marquées.

Je pus la tranquilliser et lui faire espérer la prochaine
arrivée de son époque, qui revenait régulièrement peu de
jours après. Était-ce son arrivée prochaine qui avait développé, plus que d'ordinaire, les glandules du sein gauche ? J'ai lieu de le croire.

Ces temps derniers, une jeune fille de 24 ans m'est
présentée par sa mère. Elle est très grasse, resplendis-
sante de santé. Épaules larges, poitrine très proéminente,
reins très larges et abdomen développé, bien que soutenu
par le corset.

Telle elle m'apparaît. J'apprends que depuis trois mois,
aucune apparition de l'époque n'a eu lieu, et la dernière
n'avait fait que paraître ; nausées le matin ; appétit très
bon, ventre libre ; — aucune souffrance par ailleurs.

Il n'y avait pas à songer à une maladie. La position
était délicate, d'autant plus que la mère me pressait de
questions, que j'étais sensé ne pas comprendre.

L'examen des seins m'indiqua immédiatement que non

seulement il n'y avait pas de grossesse, mais que la venue de l'époque ne se traduisait même pas. Cet embonpoint général ne dépendait que d'une surabondance de graisse.

Je n'ai pas besoin d'insister davantage sur les signes fournis par les seins, qui indiquent qu'il n'y a pas de grossesse et qu'au contraire l'époque est proche ou ne s'annonce pas.

Je ne dois pas négliger d'attirer l'attention sur ce fait, c'est que chez la femme qui éprouve déjà les symptômes de son retour d'âge, les glandules sont plus développées que chez celle qui ne se trouve pas à cette période, mais le sont moins sur le sein droit. L'on pourrait par leur développement se tromper.

De ce qui précède, il ressort un fait certain, c'est que les seins, même par l'influence de la menstruation, ou de sa venue, éprouvent une modification.

2° Puisqu'elle se traduit pour l'époque de floraison, à plus forte raison, quand il y aura fécondation, les seins devront-ils indiquer le changement qui aura eu lieu dans l'économie et dans l'organe dont ils dépendent.

C'est ce que, dans le chapitre suivant, nous allons établir par des observations qui confirmeront que, dans la nature, l'indice de la fécondation suit la même règle pour les végétaux, les animaux et la femme.

CHAPITRE IV

DE LA FÉCONDATION DE LA FEMME. — SES SIGNES.

Nous avons prouvé : que dès l'instant qu'il y avait, pour les végétaux et les animaux, un moment propice et indiqué par la nature, pour leur fécondation, il devait en exister un pour la femme, attendu qu'elle est soumise à cette même loi de génération.

Pour arriver à le connaître, nous ne pouvons y parvenir que par analogie, d'après ce que nous observons chez les animaux.

La période de fécondation serait, non pas avant l'époque menstruelle, comme les physiologistes le prétendent, mais à la période de déclin et se prolongerait pendant quelques jours. Passé ce délai, l'ovule étant expulsé, la conception n'a plus lieu.

Les physiologistes prétendent que l'ovule est fécondé dans l'ovaire et ne se détache qu'après pour arriver dans l'utérus. Cette opinion est inadmissible, attendu qu'elle est fausse. Nous savons que Bischoff prétend avoir vu des zoospermes frétillants sur les ovaires. Il a pu croire les voir, je le concède. Que de choses ne voit-on pas ou ne croit-on pas voir avec le microscope[1]? Mais, comment auraient-ils pu y arriver? Sont-ce les zoospermes qui fécondent seuls et sans le concours de la semence, ou ne doit elle pas agir également comme nous le prouvons plus loin?

L'ovule pour se détacher de l'ovaire n'a pas besoin d'être fécondé. La nature, et non le microscope, dont se servent les physiologistes, va nous en fournir la preuve. La poule, les serins en cage et tous les autres oiseaux pondent, sans mâles, leurs œufs n'ont pas été fécondés et pourtant ils se détachent de leur ovaire et sont expulsés. Si, d'après les physiologistes, il faut que, pour se détacher, l'ovule soit fécondé, alors chez les vierges et après leur retour d'âge, les ovaires n'auraient perdu aucun ovule. Et alors comment les oiseaux peuvent-ils pondre des œufs non fécondés? Ce serait vouloir prétendre que les fleurs, n'étant

---

1. Ceci était écrit avant « la Microbiomanie » ou invention des microbes et bacilles, en 8, en virgules ou en bâtonnets conduisant forcément à chercher « *la petite bête* ». devant produire toutes les maladies

pas fécondées, doivent persister jusqu'à ce qu'une fécondation leur survienne.

D'après mes recherches sur cette étude de physiologie comparée, l'ovule arrivé à son point, je dirai, de maturité, se détache de l'ovaire. La nature, pour faciliter son cheminement, le fait précéder de la perte sanguine afin qu'il arrive dans l'utérus et, à notre avis, ce n'est que dans cet organe que la fécondation de l'ovule se fait, d'après la loi de la nature.

Le rapprochement des deux sexes ayant lieu, la semence est absorbée par le col de la matrice, vient féconder l'ovule, l'enveloppe entièrement et le fixe dans l'organe. C'est si vrai, que certaines femmes, après le rapprochement sexuel, quand elles ne perdent rien, savent positivement qu'elles ont conçu. De même chez la jument, la chienne, la vache, même la poule, chez laquelle nous l'avons observé, quand elles ne retiennent pas, c'est-à-dire lorsque la fécondation n'a pas eu lieu, elles rejettent la semence.

Cette observation est si positive que chaque fois qu'une femelle est conduite au mâle, aussitôt l'accouplement on lui verse sur les reins, un seau d'eau froide, pensant que par le refroidissement qu'elle éprouvera, elle retiendra et concevra, ce qui ne fait absolument rien.

Quand l'ovule n'est pas fécondé pendant sa présence dans la matrice, faut-il admettre qu'il y séjourne jusqu'à sa fécondation ou n'en est expulsé que par l'arrivée d'un autre ? C'est inadmissible.

Le moment de la fécondation étant passé, si elle n'a pas eu lieu, l'ovule est expulsé. Il en est de même pour la fleur, si elle n'est pas fécondée, elle tombe, tandis que celles fécondées persistent.

Que restera-t-il alors chez les animaux et la femme pour leur permettre de concevoir? Les femelles ne le peuvent n'étant pas en chaleur; la preuve en est facile à avoir;

entravez une femelle, faites-lui recevoir le mâle, hors l'époque de leur rut et l'on pourra se convaincre qu'il n'y aura jamais de conception. Il doit en être forcément de même pour la femme ; passé son époque de fécondation, par l'expulsion de l'ovule, elle ne peut concevoir.

Que l'on ne vienne pas prétendre que l'excitation qu'elle éprouve, par l'acte, puisse lui faciliter une fécondation. C'est faux, d'après les règles que nous avons prises dans la nature. La femme pour concevoir n'a besoin d'aucune excitation, nous le savons par des femmes qui, ayant eu plusieurs enfants, nous ont déclaré qu'elles redoutaient même l'approche de leur mari et pourtant elles concevaient.

L'excitation n'y est pour rien, comme les auteurs le prétendent. En effet comment vouloir qu'une fécondation puisse avoir lieu, quand il n'y a pas d'ovule à féconder ? Autrement, ce serait vouloir admettre que, chaque fois, et autant de fois que la femme reçoit le contact de l'homme, il faut qu'elle lui oppose un ovule. A quoi servirait alors l'époque des menstrues chez la femme et celle des chaleurs chez les animaux et surtout chez la chienne, qui a sa perte sanguine ?

En outre, où se trouveraient l'ovaire et le pistil pour les végétaux et les ovules pour les animaux et la femme, puisqu'il n'y a plus de floraison ?

Voudra-t-on prétendre que les zoospermes pénètrent dans la matrice, la traversent, remontent jusqu'aux ovaires pour féconder l'ovule ? Cette supposition ne comporterait pas le moindre raisonnement. Si un animalcule spermatique a pu pénétrer jusqu'aux ovaires, d'autres le pourraient également et féconderaient non un ovule mais plusieurs, ce qui est impossible, puisque l'ovule ne serait pas apte à être fécondé, étant renfermé dans sa vésicule et que le moment de sa sortie de l'ovaire n'est pas arrivé.

A quoi servirait alors la période de floraison qui précède et est indispensable pour la fécondation, puisque,
sans elle, elle ne peut avoir lieu ? Et pour le végétal où et
sur quoi le pollen irait-il se fixer ? Ce serait vouloir prétendre qu'un fruit peut venir sans la fleur ; qu'une jeune
fille impubère peut concevoir et que la femme, après son
retour d'âge et sans aucune réapparition menstruelle, le
pourrait encore.

Ainsi, il est de toute évidence, de par les lois de la
nature, qu'il y a également pour la femme, comme pour
les animaux, un moment où la fécondation a lieu, plus
sûrement, et c'est à la période de déclin de l'époque
menstruelle et peu de jours après sa cessation.

Nous ne pouvons fixer une durée exacte, attendu que
l'ovule peut être expulsé plus tôt ou plus tard, mais à la
période de déclin de l'époque il doit être encore dans la
matrice et la fécondation peut avoir lieu, comme les animaux nous en donnent la preuve par leur instinct; passé ce
moment, elle ne peut plus se faire puisque l'ovule a été
expulsé.

Il ne faut pas croire que, parce qu'il y a eu rapprochement entre l'homme et la femme, la fécondation doive
s'ensuivre malgré que l'acte a été accompli. — C'est impossible. Ce que nous avons établi le démontre et ce qui
le prouve bien mieux, c'est que la femelle étant entravée
et recevant le mâle, ne concevra ni avant ni après le moment fixé par la nature. Voici une observation qui vient
encore le confirmer ; en septembre 1885, ma chienne
après avoir eu sa période de folie et étant arrivée tout à
sa fin, s'échappa du jardin dans lequel elle était. Je la re-
trouvais peu à près en compagnie d'un chien ; l'accouplement avait eu lieu. J'en étais contrarié, mais pensant
qu'elle était à la dernière limite de a période, j'espérais
qu'elle ne concevrait pas. Ce qui eut lieu.

De même qu'un végétal ne peut avoir de fruits, s'il n'a

pas de fleurs, de même les femelles et la femme ne peuvent concevoir, hors de la floraison.

Le rapprochement ayant eu lieu nous allons, par des signes certains et visibles, reconnaître si la fécondation a eu lieu. Quelques femmes sitôt que la fécondation a été faite, éprouvent instantanément des nausées et des vomissements ; d'autres perdent connaissance, éprouvent une sorte de spasme syncopal ou un état de somnolence, Ces états m'ont été parfaitement décrits et ne faisaient pas défaut.

J'ai été à même d'observer ces mêmes phénomènes chez la chèvre ; souvent, aussitôt après l'accouplement, elle tombe sans mouvement, comme si elle était morte et, après un certain temps, elle revient de cette syncope ; c'est la preuve certaine qu'elle a été fécondée.

Un fait très curieux que je rapporte plus loin, au chapitre qui traite de la priorité de la fécondation et de la naissance dans les grossesses gémellaires, précise parfaitement qu'une fécondation avait eu lieu le matin et qu'il n'y en avait pas eu une seconde, le même jour, après un second rapprochement.

Sans avoir recours à ces phénomènes nerveux qui se traduisent chez quelques femmes, nous allons avoir, par l'examen des seins, des signes qui vont nous indiquer si la fécondation a eu lieu.

L'on observe sur eux, outre les petites glandules, des élevures en forme de petites lentilles, ou rondes, disséminées sur l'aréole tout autour du mamelon. Si par quelques titillations vous l'excitez, ces élevures deviennent plus prononcées surtout si vous tendez la peau pour le faire proéminer. Si elles s'observent également sur les deux seins, il ne saurait y avoir de doute, la grossesse existe. En passant le doigt autour de l'aréole, l'on perçoit, sous la peau, des petites glandes qui sont séparées les unes des autres et qui ne sont pas apparentes.

Par ces signes que nous avons constatés, dès la troisième semaine, après la fin de la dernière époque menstruelle, nous avons pu annoncer la grossesse. La période suivante venant à manquer, à sa date, les seins indiquaient parfaitement qu'elle existait et c'était chez une primipare.

Chez la femme qui a été mère, ces signes s'observent plus facilement, mais il ne faudrait pas les confondre avec les glandules qui apparaissent à l'époque menstruelle. Il importe de ne pas oublier que, dans la grossesse, les signes existent sur les deux seins, tandis que dans l'époque menstruelle ils ne s'observent que sur le sein gauche et non sur le sein droit.

A l'appui des signes fournis par les seins, pour constater la grossesse, nous pouvons citer quelques faits, entre autres un pour lequel nous nous sommes trouvé dans un embarras que l'on va comprendre.

Appelé, un soir, dans un des principaux hôtels meublés, nous fûmes reçus par une jeune personne, de nationalité étrangère pouvant avoir 23 ans. Elle arrivait de voyage et se portait très bien. Je ne trouvais aucun signe de maladie. J'appris que l'époque avait un retard de quelques jours, ce qui n'avait jamais eu lieu. Je conseillai d'attendre et comme la personne insistait pour que j'eusse à agir, je lui demandais si elle était mariée. Elle était demoiselle. Comme ce retard lui semblait extraordinaire, je lui dis que, par l'inspection des seins, je pourrais, — si elle voulait être fixée sur son état, — lui donner mon avis. Elle y consentit.

A première vue, le sein gauche me fixait sur sa position, le sein droit la confirmait. Comment m'expliquer? La personne était parfaitement bien sous tous les rapports, comme manière distinguée et éducation et de très bon ton. Invité à me prononcer je lui dis que ma position était très délicate, parce qu'elle était *demoiselle*, mais que si elle était mariée, ce serait différent.

— Pourquoi, me dit-elle ? — Parce que, dans ce dernier cas, je vous dirais que vous êtes enceinte, et comme vous êtes demoiselle je dois me tromper, mais que, néanmoins, je ne changeais pas d'avis.

Elle me dit que cela ne pouvait pas être, attendu que depuis près de deux ans, elle avait des relations avec un homme, père de plusieurs enfants, et que rien n'en était résulté ; par conséquent que je devais me tromper.

Pour que vous ayez raison, depuis un mois ou deux, n'y a-t-il pas eu de changement dans vos habitudes ? Sa reponse confirma le diagnostic, et il y avait à peine un mois que ce changement avait eu lieu. La grossesse suivit son cours et elle fit ses couches à Paris.

2° Après huit années de mariage, un mari me consulta pour savoir à quoi attribuer la privation d'enfant qui le désolait. M'étant renseigné, je lui indiquais le moment opportun pour arriver à la fécondation. Le mois suivant, à l'époque mensuelle, je fus appelé. L'inspection des seins m'indiquait qu'il y avait grossesse. Elle suivit son cours, et je pus la suivre jusqu'à l'accouchement.

3° Un jeune ménage, depuis deux ans, n'avait pas d'enfants ; consulté par le mari, je lui donnai tous les conseils que je croyais utiles. Le premier mois, il n'y eut rien. Je lui conseillai de ne pas attendre la période complète de déclin, pensant, avec juste raison, que l'ovule pouvait alors ne plus se trouver dans la matrice. Il suivit mes conseils et, le mois suivant, je lui donnais la certitude que sa femme avait conçu.

4° Consulté également par une famille de la province, dont la fille était mariée depuis plus de trois ans, je donnai au père de la jeune femme, pour les transmettre à son gendre, tous les conseils que je croyais utiles, et peu de temps après, j'apprenais que la jeune femme était enceinte et depuis elle eut deux autres grossesses.

Citer un plus grand nombre de faits, serait inutile, mais en voici un qui offre un grand intérêt.

5° Une jeune femme, quelques mois après son mariage, éprouva un changement dans sa santé. Ses époques, depuis le mariage, s'étaient parfaitement régularisées, ce qui n'avait pas lieu avant ; la dernière avait été moins abondante et était sensée occasionner les malaises qu'elle éprouvait.

L'examen des seins m'apprit qu'il y avait grossesse, bien que l'époque avait eu lieu le mois précédent. Elle se représenta, encore une troisième fois, mais moins abondante que les deux premières fois.

Je maintenais mon dire, que la mère de la jeune femme ne voulait pas accepter, attendu qu'ayant eu douze grossesses, elle prétendait en savoir — par sa propre expérience — plus que n'importe quel médecin. Deux mois après, les mouvements de l'enfant, perçus par la mère et que je constatais et fis constater par sa mère, levaient tous les doutes.

Ainsi, l'époque menstruelle se traduisait, et il y avait grossesse, que j'ai suivie jusqu'à l'accouchement.

Une de mes clientes m'a dit avoir eu ses époques les huit premiers mois d'une grossesse, seulement elle perdait de moins en moins. Une autre m'a affirmé que, étant jeune fille, elle avait ses époques tous les quinze jours, très régulièrement. Elle était très forte, d'une vigoureuse constitution. Qu'à sa première grossesse, qui fut gémellaire, elle n'eut aucune apparition ; qu'à la seconde, tous les mois son époque revenait, mais était peu abondante et que c'était, pour elle, l'indice que ce n'était pas une grossesse double.

Et un cas de grossesse gémellaire que j'ai eu à observer en 1879, n'a pas donné cette coïncidence, bien que la première, que j'ai suivie jusqu'à l'accouchement, eût été simple. Il est vrai de dire que l'époque mensuelle avait lieu comme d'habitude, pour toutes les femmes, tous les vingt-huit jours.

Ce qui est hors de doute, parce que je l'ai constaté d'une manière positive, et plusieurs fois, c'est que la femme, étant enceinte, peut avoir ses menstrues pendant les deux ou trois premiers mois, seulement la perte mensuelle est moindre que dans l'état normal et la troisième période est insignifiante.

Cette cinquième observation est très importante, parce qu'elle explique comment les médecins ont pu admettre des grossesses de six, sept et huit mois, et elle donne en outre la preuve qu'ils ne comptaient la grossesse qu'à partir de la suppression des menstrues, selon qu'elle avait eu lieu, un, deux ou trois mois après que la conception existait.

Alors la femme, comme le médecin, ne comptant la date de la grossesse qu'à partir de la fin de la dernière apparition de l'époque, se trouvent complètement en erreur et admettent que l'enfant est né au sixième, septième ou huitième mois, tandis qu'il est parfaitement à terme, selon les lois de la Nature, s'il est viable.

Cette apparition des menstrues, expliquerait les prétendues menaces de fausse couche qui s'observent fréquemment chez de jeunes femmes surtout à la date correspondante de leur époque, au début de leur grossesse.

Il n'y a pas à attribuer cette apparition sanguine à une menace de fausse couche, attendu qu'aucun autre symptôme ne se produit et que surtout la coloration du sang, au lieu d'être d'un rouge vif, est noir épais, ce qui indique que c'est le retour de l'époque.

Dans les faits que j'ai observés, cette coloration noire indiquait qu'il n'y avait aucune précaution à prendre, comme traitement ; il en eut été autrement si le sang était rouge vif, ce qui aurait indiqué une menace de fausse couche.

1° En 1852, je fus appelé près d'une dame ; sa dernière grossesse datait de douze ans, elle approchait de la cinquantaine ; son retour d'âge s'annonçait, depuis plusieurs mois, par des irrégularités dans la venue de l'époque, variant de trois à quatre mois. Après un de ces retards qui datait de trois mois, elle se trouva indisposée par un commencement de pertes. J'appris que, contrairement aux autres apparitions, le sang au lieu d'être noir, au début, était d'un rouge vif et plus abondant. Cette coloration m'indiquait déjà une menace de fausse couche. L'examen de ses seins me confirmait une grossesse.

Le mari ne voulant pas s'en rapporter à mon avis et persuadé que sa femme n'était pas enceinte, consulta de nouveau son médecin, qui fut d'une opinion contraire, et attribua cet état au retour d'âge.

Dans le courant du quatrième mois, la fausse couche avait lieu.

2° Une jeune dame ayant deux enfants, d'un premier mariage, s'était remariée. Après deux années de ménage, elle éprouva des malaises et appelé à lui donner mes soins, je les attribuais à un commencement de grossesse. L'examen des seins confirma mon diagnostic. La première époque vint d'une manière irrégulière, il en fut de même de la seconde. A la fin du troisième mois, elle partit avec son mari pour la province. Éprouvant toujours ces mêmes malaises, elle consulta le médecin de sa famille, lequel pensant que c'était la marche irrégulière de l'époque qui les produisait, chercha, par des moyens actifs, à la régulariser. A la fin du quatrième mois, la fausse couche avait lieu, et le mari m'en informait.

J'ai observé un fait semblable chez une primipare. Il y avait trois mois qu'elle était accouchée, et elle n'allaitait pas ; son retour de couches avait eu lieu une seule fois. Arrivant de voyage, elle fut prise de douleurs abdominales et le sang parut. Elle crut au retour de son époque.

Comme elle était souffrante, je fus prié de la voir.

Apprenant que le sang était rouge vif, ce que je pus constater, j'attribuai cette apparition à une menace de fausse couche et j'en fis part à la mère et au mari, qui ne pouvait le croire. Je fis prendre le lit et donnai les soins nécessaires pour chercher à l'éviter, néanmoins elle eut lieu quelques jours après, malgré tous mes efforts pour la conjurer.

Ainsi, au commencement d'une grossesse, si une apparition de sang survenait et surtout à la période menstruelle, il n'y aurait pas à s'en préoccuper, *tant que la couleur serait noire ;* si, au contraire, *elle est rouge vif,* il n'y a pas à s'y méprendre, ce sera l'indice d'une menace de fausse couche.

Il faut alors intervenir pour essayer de la prévenir. Dans les deux cas, il vaudra toujours mieux prendre des précautions dès le début.

CHAPITRE V

INCUBATION, GESTATION ET GROSSESSE. — LEUR DURÉE. — DEN-
TITION INDIQUANT L'AGE DU FŒTUS A SIX MOIS. — SA NON-
VIABILITÉ.

Nous venons de traiter la question de la fécondation chez les végétaux, les animaux et la femme. Nous allons continuer notre étude sur les conséquences de cette fécondation, qui est la gestation.

Aux plantes, nous substituerons les oiseaux, qui nous donneront, comme loi de la Nature, une période fixée, invariable, selon les espèces, pour la durée de l'incubation de l'œuf, cette substitution sera d'autant plus utile, qu'elle va nous permettre de prouver d'une manière positive,

que la Science, voulant remplir le rôle du Créateur et le
remplacer, pour arriver, par des moyens artificiels, au
même résultat que lui — la Vie — ne peut le faire que
dans la limite qu'il a fixée et que, malgré ses précieuses et
intelligentes investigations, elle ne peut mieux faire et ne
saurait, en aucun cas, ni avancer, ni reculer la durée de
cette période d'incubation.

Nous savons que, pour l'œuf de la poule, elle est de
vingt et un jours. Nous allons la prendre comme point de
comparaison et comme règle, pour l'étude de la gestation
chez les animaux et la femme. Elle nous sera d'autant
plus utile, qu'elle servira de base pour établir la loi fondamentale qui existe dans la Nature pour tous les êtres.
Loi qui ne comporte aucune modification et qui nous per-
mettra d'établir et de prouver la vérité sur la grossesse de
la femme.

Cette loi n'a qu'une règle fondamentale, de par le
Créateur, qui ne permet à aucune espèce, soit ovipare ou
vivipare, d'arriver à son état de formation — pour être
viable — soit avec une avance, soit avec une prolongation
sur la durée qui lui est fixée, pour arriver à cet état de
viabilité.

L'échéance de cette époque est fixe, immuable. Rien
en moins, rien en plus. Pour les mammifères, elle peut
varier de quelques jours, selon que le produit sera mâle
ou femelle, mais cette modification est, elle-même, comprise dans la loi de la Nature. Pour établir sa vérité, nous
avons les faits, acquis par la Science, relativement à l'incubation artificielle des œufs de la poule. Par cette incubation, peut-on devancer la limite de vingt et un jours,
fixée par le Créateur, pour l'éclosion des œufs ou peut-on,
à son gré, la retarder? C'est de toute impossibilité. Le
savoir de la Science s'arrête devant la loi de Dieu. Si elle
s'est substituée à la poule pour fournir le calorique nécessaire, pour l'incubation artificielle de l'œuf, elle a été

forcée de régler ce calorique, d'après le degré de celui que la poule aurait fourni.

Il lui est pourtant facultatif de le pousser à n'importe quelle limite ou à le diminuer, néanmoins elle est contrainte de suivre les mêmes indications de la Nature, et de maintenir constamment la même température, si elle veut arriver, comme les poules, à jour fixe, à l'éclosion. Que la température soit plus élevée, dans le but de la hâter, elle n'a plus lieu, comme également si elle est maintenue trop basse.

Nous en trouvons la preuve dans la Nature. Si une couveuse abandonne son nid pendant une journée, les œufs sont perdus, alors même qu'ils seraient réunis sous une autre couveuse. Le temps d'arrêt du calorique, qui a eu lieu suffit pour détruire le travail de l'incubation. Ne sait-on pas également que l'autruche, par son instinct naturel, après avoir enfoui ses œufs sous un monticule de sable, les livrant au calorique du soleil, pour leur incubation, vient, le soir, se coucher dessus, pour conserver et entretenir, pendant la nuit, la chaleur qui leur a été fournie dans le jour.

La Science ne peut faire autrement que de suivre les lois de la Nature et ne saurait les modifier. Cette preuve nous sera utile pour démontrer l'erreur dans laquelle on est sur les prétendues fantaisies de la Nature (comme si elle pouvait en avoir), pour la durée de la grossesse de la femme, attendu, qu'avec elle, il n'y a aucun accommodement.

Ainsi, premier fait établi et indéniable : l'incubation de l'œuf de la poule exige une durée de vingt et un jours, qui ne saurait, malgré les progrès de la science être avancée ou prolongée d'un jour, par les procédés artificiels.

Pour les animaux domestiques, que l'on peut observer, tels que la jument, l'ânesse, la vache, la truie, la brebis et la chienne, toutes ont une durée de gestation, qui n'a-

vance ni ne retarde. Il en est de même pour toutes les femelles. Onze mois pour la jument, si c'est une pouliche
et quinze jours de plus si c'est un poulain ; de même pour
l'ânesse et neuf mois pour la vache, mais d'après la règle
de la Nature elle doit avoir aussi la même différence selon
que son petit sera mâle ou femelle, et soixante jours pour
la chienne.

Pour les animaux, il n'y a pas à se tromper ; sachant
la date de l'accouplement et le jour de la naissance du
produit, l'on a la durée de la gestation. Elle a toujours été
celle fixée par le Créateur, et il n'y a pas à prétendre le
contraire, attendu que jamais l'on a remarqué que des
femelles aient éprouvé soit des avances ou des retards
dans la durée de leur gestation.

Les auteurs qui ont écrit sur la race chevaline, ont
signalé depuis longtemps la modification que subissait la
gestation de la jument, quand c'était un poulain ou une
pouliche. Il en est de même pour l'ânesse.

J'ai voulu rechercher si, pour la femme, cette même
modification existerait et j'ai pu en avoir la certitude,
comme je le dis plus loin. Ce fait viendra prouver que la
loi de la Nature est une pour tous les êtres.

Second fait établi : la durée de la gestation chez les animaux ne comporte ni avance, ni retard, et pour que le
produit de la fécondation naisse viable, il faut le temps
fixé par le Créateur.

Si, d'une part, nous avons la preuve que, même par les
procédés scientifiques, l'incubation de l'œuf de la poule
ne peut être ni avancée, ni retardée, si, d'autre part, nous
avons la preuve positive, certaine, que chez les animaux
la gestation a toujours une durée fixe, nous ne pouvons
admettre qu'à l'encontre de la loi générale de la Nature,
la femme puisse y faire exception et avoir une durée de
grossesse soit de six, sept ou huit mois et que l'enfant
puisse naître viable, pas plus qu'une grossesse de dix mois.

Pour qu'un enfant naisse *viable*, il faut une gestation variant de *neuf mois, moins quelques jours*, si *c'est une fille*, et de *neuf mois et quelques jours* si *c'est un garçon*.

Avant le terme fixé pour la durée de la grossesse, l'enfant n'est pas viable. — Ses organes ne sont pas préparés pour la vie extérieure, comme également, passé son terme de vie utérine, il ne peut plus vivre dans le sein de sa mère, il faut qu'il respire, sinon il est asphyxié.

Voudrait-on prétendre que, dans certains cas, la Nature activerait tellement son travail que dans six, sept ou huit mois, elle accomplirait la période de gestation, qu'elle ne peut remplir que dans neuf mois, pour l'universalité des femmes, d'après la loi du Créateur?

Si c'était possible et même pour que ce soit admissible, il faudrait que cette même observation fut constatée chez les animaux et, ce qui serait plus facile, que par l'incubation artificielle l'on arrivât à faire éclore des œufs de poule en seize ou dix-huit jours. Comme c'est impossible, malgré la science, d'arriver à ce résultat, comment voudrait-on prétendre que, pour certaines femmes il y aurait une exception alors que, surtout, c'est toujours pour la première grossesse que ce fait s'observe, ou encore après la mort du mari?

La Nature modifierait donc la règle invariable à laquelle toutes les femmes sont soumises, pour *quelques privilégiées* qui auraient leur *premier enfant* après six, sept ou huit mois de grossesse, à compter du jour du mariage, tandis que pour leurs autres enfants il leur faudra neuf mois de par la loi du Créateur? Comme aussi pour certaines veuves qui, peut-être *par leur douleur extrême*, voient leur grossesse durer dix mois! Ceci ne supporte pas la moindre réflexion.

Au surplus, les accoucheurs, qui prétendent et admettent que le fœtus peut vivre après six mois de vie utérine, peuvent ou le prouver ou se convaincre de l'erreur dans laquelle ils sont, par les deux expériences suivantes que je leur propose de faire :

Première expérience, par l'œuf de la poule. Nous savons, qu'il faut 21 jours d'incubation pour qu'ils éclosent, que dès le seize, dix-sept ou dix-huitième jour, ils brisent la coquille, en retirent le poussin, qu'ils le laissent dans la couveuse ; qu'ils le *gavent* (méthode mise en pratique, depuis peu, à la Maternité de Paris, pour l'élevage des enfants *naissants chétifs* et qui sont prétendus naître à six et sept mois ! !) et l'on verra si un seul poussin vivra et continuera sa formation. L'ayant expérimenté, je déclare que le poussin mourra, tout comme l'enfant.

Deuxième expérience. Celle-ci est plus importante : Nous savons que, comme la femme, la vache a une gestation de neuf mois ; si un fœtus peut vivre à sept mois, un veau pourra, tout aussi bien, être viable et vivre comme lui.

Comme par l'accouplement l'on est certain de la date de la fécondation, qu'au septième ou huitième mois, par l'opération césarienne, le veau soit retiré vivant du corps de la vache ; qu'il soit mis sous une *couveuse* (à la Maternité) qu'il soit *gavé* et l'on verra s'il peut vivre, même quelques heures.

Il n'y aura pas à prétendre que l'on ne sera pas certain de la date de vie utérine ; que le petit aura souffert, puisqu'il aura été extrait sans souffrances, pour lui, du corps de sa mère. Par ces deux expériences, la question de fœtus viables à six, sept et huit mois sera tranchée [1].

Il convient de ne pas oublier que ces grossesses de six, sept et huit mois, ne comptent qu'à partir du jour de la célébration civile du mariage. La date en est fixe, positive,

---

1. A la fin de ce chapitre, je rapporte un fait concluant sur le résultat que donnerait l'expérience à faire sur la vache, attendu que, par suite d'une erreur déplorable de diagnostic, elle se trouve avoir été faite sur une femme enceinte de sept mois.

c'est certain; l'enfant naît viable après six, sept ou huit mois, c'est encore certain, mais... n'allons pas plus loin, attendu que ce qui a eu lieu, antérieurement au mariage étant un fait matériel, est bien plus certain et positif, puisque la naissance en donne la preuve irrécusable. Et que nul ne vienne prétendre que le produit de la conception, puisse arriver à terme et être viable, six ou sept mois après la fécondation. C'est de toute impossibilité.

Il y a des accommodements avec les lois humaines, mais il ne saurait y en avoir avec celles de la Nature, établies par Dieu.

Oui, l'enfant peut naître viable, six ou sept mois, *après le mariage*, cela se peut d'autant mieux, qu'il y en a qui naissent à cinq, quatre et deux mois après le mariage; c'est d'autant plus possible, qu'il y en a dans le sein de la jeune fille — au moment de son mariage, — absolument comme pour la gravure : « l'épreuve avant la lettre ! »

Le Code civil (art. 312) reconnaît que l'enfant qui naît *viable* cent quatre-vingts jours ou six mois et trois cents jours ou dix mois, appartient au père, de par le fait du mariage. Qu'il le prétende, soit, mais à quel titre peut-il régler la loi du Créateur ?

Elle existe pour tous les êtres de la création et ni la science, ni tout le savoir des jurisconsultes, ne sauraient y apporter la moindre modification. La loi civile, faite par des magistrats, qui ne savaient pas le premier mot sur ce sujet, est en contradiction formelle avec la loi de la Nature, établie par Dieu.

Que pour des considérations et conventions sociales, ils aient voulu en fabriquer une, ils le pouvaient; mais alors pourquoi fixer des limites ? Le *pater is est quem nuptiæ demonstrant* suffisait pour établir que tout enfant, né à partir du jour du mariage civil est *sensé* en provenir et que si, par hasard, le femme devient veuve, comme ils étendent la force de leur axiome jusqu'à dix mois, après la mort de l'époux, ils auraient pu prolonger ses effets, jusqu'à un nouveau mariage ou indéfiniment, ce qui était facile, puisque la femme porte le nom de son mari défunt.

Ils le pouvaient d'autant mieux, qu'ils avaient un antécédent établi bien avant la promulgation du Code civil et ils pouvaient l'invoquer, puisque Regnard leur en donnait la preuve dans une de ses pièces : *le Légataire* (acte III, scène VIII, 1708), dans laquelle il nous montre une jeune veuve *inconsolable*, qui déclare :

> .. Mais le cœur tout gonflé d'amertume
> Deux ans, encore après, j'accouchai d'un posthume.

C'est aussi possible que de reconnaître qu'une femme puisse mettre au monde *un enfant viable* au bout de six mois, ou qu'après la mort de l'époux, elle puisse le conserver, viable, dix mois dans son sein.

Cette jeune veuve, dont parle Regnard, était donc la limite de l'impossible, tout comme la femme dont le mari, d'après Gavarni, s'adressant à son médecin, lui dit : Mais docteur, vous vous trompez ! Ça ne ferait que six mois et demi... que diable ! — Mon cher Coquardeau, *la Nature a des mystères qu'il n'est pas toujours donné à notre science d'approfondir.*

Ceci établi, nous ne pouvons admettre que, pour la femme, *à son premier enfant*, le Créateur lui fasse la faveur de le concevoir au bout de cent quatre-vingts jours ou six mois, comme aussi nous n'admettrons pas non plus que, par une grâce toute spéciale, il accorde à la veuve « inconsolable » une gestation de dix mois ou trois cents et quelques jours, après la mort de son époux.

Il m'importe peu de savoir si je froisse ou blesse des amours-propres, je suis médecin et j'ai voulu étudier l'œuvre de Dieu, dans son plus bel acte : la Création.

J'ai en outre un autre but, qui est parfaitement loyal, c'est de venir en aide à l'homme honnête et consciencieux qui se fiant ou croyant devoir se fier à l'honorabilité d'une famille — ce qui heureusement est une exception — est indignement trompé et abusé, et alors qu'il pense pouvoir se créer un intérieur, une famille, un but dans la vie, un avenir, s'aperçoit la première nuit du mariage, que celle à laquelle il a donné son nom, devant la loi, et pris pour femme, au pied de l'autel, devant Dieu, que celle qui, bien que parée, le matin, d'une couronne de fleurs d'oranger, auréole de toutes les vierges, n'est qu'une misérable fille-mère ! et que lui, malheureux, est, sans le savoir, père avant d'être marié !

Qu'il vienne s'adresser à la loi ; qu'il l'invoque ; qu'il excipe de sa bonne foi, qu'il lui demande sa protection. Elle le repousse, de par son axiome :

Pater is est quem nuptiæ demonstrant.

Que ce même homme soit trompé par un marchand, sur la qualité ou la quantité de la chose vendue. Elle prendra fait et cause pour lui.

Qu'un maquignon lui vende un cheval atteint d'un vice rédhibitoire, elle en fera de même ; le marché sera rompu il rentrera dans son argent.

Et quand cet homme, bien plus indignement trompé, puisqu'il l'a été sous l'égide de la loi civile et de la loi religieuse, viendra, la mort dans l'âme, lui demander aide et protection. Quand il lui dira avec cet accent que donne le désespoir. L'enfant, que cette fille porte dans son sein, n'est pas de moi ! Je ne puis lui donner mon nom. Ma mère était femme vertueuse et honnête mère de famille, et j'entends que celle qui portera mon nom, que la mère de mes enfants, le soit aussi. Je ne puis penser que, pendant ma vie, cette fille-mère, avec laquelle la loi m'a enchaîné, puisse faire des enfants qui porteront mon nom ; qu'après moi, le bien de mes pères, le fruit de tout mon travail, iront à des enfants qui ne sont pas les miens. Rendez-moi un foyer, et le droit d'avoir une compagne, pour

que j'aie une famille et ne me condamnez pas à une existence de paria.

Que répond la loi à ce malheureux : *pater is est*

... Vous êtes marié, bien marié, vous resterez marié et
cet enfant est à vous. Il portera votre nom, il héritera de
vous, de par la loi.

Tandis que quand il s'est agi d'une marchandise ou d'un
cheval, elle lui fera justice ! Et c'est la loi ! !

L'homme ainsi condamné, de par la loi, ne pourrait
sortir de cette galère que d'une seule manière, la mort.

La loi admet l'homicide, quant le mari surprend sa
femme en flagrant délit d'adultère.

Dans cette circonstance, l'adultère est bien certain puisqu'il est *ante nuptiæ*. La femme étant enceinte et pas du
fait du mari, puisqu'il n'est marié que du jour même. Il
n'aurait qu'une seule détermination à prendre pour recon-
quérir sa liberté, ne pas laisser déshonorer son nom et recouvrer son honorabilité, ce serait de punir de mort la
malheureuse fille-mère, qui, sciemment, a abusé de sa
loyauté, pour donner, par le mariage, un père au fruit
d'un amour que ni sa famille, ni elle, ne pouvaient avouer
et pour cacher leur déshonneur.

Que ferait la loi en présence d'un fait semblable ? Con-
damnerait-elle l'homme auquel elle n'a pas voulu rendre
justice, et qui, fou de désespoir, aura, pour se rendre
justice, commis un homicide ?

Dans tous les cas, les Jurés se rapporteront plus tôt
au respect de la famille, qu'au texte de la loi, attendu
qu'ils sont ou doivent être pères, et seront assez équita-
bles, pour rendre à la vie de famille cet honnête homme,
qui a été forcé, — de par la loi — de se faire justice lui-
même.

Que l'on ne vienne pas dire : mais tout homme qui aura
abusé d'une jeune fille et l'épousera pourra, le jour
même de son mariage, prétendre que sa bonne foi a été

surprise. C'est inadmissible, attendu que c'est faux, car c'est contre nature.

L'homme, assez peu délicat et ce sera alors par calcul, — et il s'en trouve — pour forcer la volonté des père et mère, qui le repoussent, ou celui qui, fou de passion et sans calcul intéressé, auront devancé la consécration légale du mariage, par une prise de possession, dont la preuve évidente et matérielle existera par la grossesse, ne viendront jamais prétendre qu'ils ont été trompés, attendu que, dans le premier cas, le moyen a été employé pour contraindre le père et la mère à accepter un mariage dont ils ne voulaient pas, par conséquent, ce n'est pas ce mari qui se plaindra. Dans le second cas, jamais celui qui aime, ne repoussera celle qu'il adore, puisqu'il est au comble de ses vœux.

Que l'on songe à la position d'un homme, qui le soir de son mariage, plein de cet inconnu de la vie, qui est celle de la famille ; n'aspirant qu'à un seul bonheur celui d'exprimer, dans la plus grande intimité, toute son affection, voit subitement toutes ses illusions détruites, tous ses rêves d'avenir se dissiper devant la triste et horrible vérité : « l'épouse vierge, remplacée par une misérable fille-mère ! »

Si je lui donne l'épithète de misérable, ce n'est pas parce qu'elle a failli. — Je ne suis pas juge de sa conduite. — La malheureuse est la seule punie, la seule victime d'un oubli, d'une faiblesse ou d'une infamie, mais c'est parce qu'elle savait sa position et n'a pas hésité à abuser de la loyauté d'un honnête homme. Aussi doit-elle subir la conséquence de son infâme conduite.

Qui n'a pas connu la triste histoire de ce Chirurgien qui, fils de ses œuvres, arrivant à force de travail à une belle position, accepte un mariage qui lui est offert sous des auspices honorables et, le soir même de ses noces, est obligé de renvoyer la fille chez ses parents, ne voulant pas, pour femme, d'une fille-mère.

La loi l'a-t-elle protégé?

Quelle a été sa vie? Désirant avoir une famille, il n'en avait plus le droit! Il avait tout, honneurs, réputation, fortune, mais une fille-mère avait brisé son cœur et sa vie, avec l'assistance et l'appui de la loi.

Et ce jeune peintre, plein d'avenir, « riche de son printemps », comme a dit Béranger, qui, un jour voit se réaliser un idéal auquel il ne pouvait prétendre. Il aimait une jeune fille, mais savait que, par sa position modeste, il ne pourrait jamais être agréé des parents. Un jour tout joyeux, il annonce à son maître et ami, qu'il est au comble du bonheur, qu'il se marie avec celle qu'il adore. Le mariage civil fait, il arrive, tout heureux, pour en faire part à son maître. Ce dernier ayant vu la fiancée monter en voiture, avait, par certains mouvements dans sa marche, deviné la position dans laquelle elle se trouvait. Il lui fit entendre qu'il ne devait pas être étonné d'y être parvenu, « puisqu'il avait su prendre ses précautions ». A l'air d'étonnement du jeune homme, il n'insista pas.

La mère avait décidé que les nouveaux époux s'installeraient, le jour du mariage religieux, dans une propriété qu'elle avait aux environs de Paris. Le soir arrivé, elle accompagne sa fille dans la chambre nuptiale et après l'avoir débarrassée de sa toilette de mariée, le jeune mari fut introduit. Inutile de dire que son bonheur était immense. Mais, à l'air de sa belle-mère, à la contenance de sa femme, il fut interdit. La mère lui apprit alors la position dans laquelle se trouvait sa femme. — Il était père, sans le savoir, avant d'être marié !

Les plaisanteries de son maître se représentèrent à sa mémoire. Fou de douleur, il fuit cette maison maudite, revient à Paris et court se jeter dans ses bras et lui apprend l'infâme guet-apens dans lequel il a été pris. Et la loi ne lui a pas rendu justice !

Et ces temps derniers, dans le midi, cet honorable jeune

homme, possesseur d'une grande fortune, sorti officier de l'école de Saint-Cyr, qui après avoir donné sa démission, avant 1870, s'engage, comme simple soldat, dans le régiment où il avait été officier.

Après la guerre, rentré dans la vie privée, on lui propose un mariage. Tout heureux, vu l'honorabilité de la famille, il accepte. Malgré des avertissements anonymes, relatifs à la conduite tenue par la jeune fille, renseignements qu'il méprise en galant homme, il se marie et, le jour même, il apprend, par une lettre, que sa femme est enceinte. Elle ne le dissuade pas. Il s'adresse aux tribunaux, sa demande est repoussée, il est enchaîné, il est père : *Pater is est !* et la fatalité, qui le poursuit, fait que, pour simplifier les choses, il meurt assassiné à Madrid, où il avait été après son mariage, et avant le prononcé du jugement, et sa femme accouchait, sept mois après le mariage, d'une fille !

Voici les *dates authentiques : Mariage le 6 mars* 1878, *naissance d'une fille le* 7 *octobre* 1878.

Faisons maintenant le compte de cette grossesse, pour sa durée, d'après le nombre de jour fixé par la loi de la nature, comme nous venons de l'expliquer.

Nous avons prouvé, par des observations, que la durée de la grossesse, pour une enfant du sexe féminin, était de 270 jours et que l'enfant n'était pas viable, s'il naissait avant cette échéance et que s'il était viable et vivait, c'est que sa conception avait eu lieu avant la date du mariage. Nous allons en trouver la preuve par le fait que je rapporte.

Le *mariage a eu lieu à la Mairie de   , le* 6 *mars* 1878.

Soit du 6 mars au 31, ci................ 25 jours.

Trois mois à 30 jours (avril, juin, septembre)................................ 90 »

Trois mois à 31 jours (mai, juillet, août).. 93 »

A reporter... 208 »

Report... 208   »

Naissance en la même ville de   ,
d'une fille, le 7 octobre 1878, ci............   6   »

   Soit : 214 jours, ci.....................   214   »

Comme nous savons qu'il faut 270 jours pour la durée de la grossesse, la mère, le jour de son mariage, était enceinte depuis 56 jours, soit du 9 janvier.

Du 9 au 31 janvier, ci......... 22 jours.
  »   février, ci......... 28   »
Du 1er mars au 6, ci......... 6   »   56   »
                                       270   »

La lettre reçue par le mari, le jour du mariage, le renseignait donc parfaitement. Comment, pour des faits semblables à ces trois que je cite et qui sont authentiques, la loi peut-elle se montrer sourde et inexorable et sacrifier l'avenir d'un honnête homme dont la bonne foi a été indignement surprise, alors surtout qu'il s'agit d'un acte aussi important, aussi grave, puisqu'il constitue la base de toute société, le mariage?

Mais quand, par malheur, indignement trompée, *elle-même*, par des renseignements faux et mensongers, elle a prononcé et consacré le mariage de deux époux, dont l'un, déjà marié et sa femme existant, était incapable de s'unir, lui faisait commettre et sanctionner un acte illégal, ne s'empresse-t-elle pas de l'annuler, quand il est établi et prouvé qu'elle a consacré une bigamie? Ce qui a eu lieu, en 1885, à Alfort-Ville ; le mariage prononcé à la mairie et consacré à l'église, le même jour, n'a pu être consommé, attendu que, le soir même, l'infamie de l'individu a été découverte et la jeune fille a pu retourner, avec ses parents, ayant toujours sa couronne de fleurs d'oranger, dont tous les boutons étaient intacts. (Le Bigame d'Alfort-Ville, 1885).

Pourquoi n'agirait-elle pas de même pour des cas pareils à ceux que je viens de citer et qui sont l'exception ?

Dans l'un, la loi a été trompée et a consacré un acte illégal, et elle est obligée de se déjuger ; dans l'autre, l'homme est trompé, est la victime et, pour lui, elle ne veut pas admettre la tromperie, dont il est la dupe, et la sanctionne, ne voulant pas se déjuger, pour paraître infaillible ? Et, pourtant, elle rendrait à ce malheureux le droit d'avoir une famille et des enfants.

Ne le faisant pas, l'honnête homme, pour recouvrer ce droit et ne pas voir son nom déshonoré par une fille-mère et porté par un enfant, bâtard d'un père inconnu, qu'elle porte dans son sein, avant son mariage, et qui pourtant, de par la loi, en aura le droit, comme aussi d'hériter de lui, se trouverait réduit à l'horrible nécessité, lui honnête homme, de se faire justice lui-même, pour se soustraire, par un homicide, à ces doubles et fatales conséquences.

Un seul fait accompli aurait pour résultat d'obliger la loi à protéger l'honnête homme indignement trompé et donnerait aussi à réfléchir aux misérables parents qui, sachant que leur fille serait sacrifiée, n'oseront pas, pour cacher le déshonneur qui les frappe, abuser de la loyauté d'un honnête homme.

La loi du divorce, qui vient d'être votée, n'y remédierait pas ; son action serait nulle. L'époux pourrait divorcer, mais l'enfant — ante-adultérin — serait toujours sensé appartenir à celui qui a été marié avec sa mère, porterait son nom, et hériterait de lui.

Il y aurait le cas de désaveu de paternité, comme j'en donne plus loin les preuves anatomiques et indications mathématiques, pour l'empêcher d'avoir le nom de l'homme indignement trompé et d'hériter de lui.

La loi, pour appuyer sa décision, n'a qu'à ne plus

admettre des grossesses de 180 jours, soit six mois, attendu que, comme je viens de le démontrer, jamais un enfant naît viable, à ce terme, pas plus qu'à sept et huit mois et qu'il lui faut toujours la durée naturelle qui est de neuf mois, moins quelques jours, pour un enfant du sexe féminin et neuf mois plus quelques jours, pour un enfant du sexe masculin, comme je le prouverai plus loin.

Voici un double fait qui va donner la preuve certaine que l'enfant n'est pas viable, non pas à six mois, mais même à six mois et demi, soit 195 jours, attendu que sa formation n'est pas terminée. La science, jusqu'à ce jour, n'en cite aucun cas ou du moins je n'en ai trouvé aucun exemple dans les livres traitant des accouchements et je dois cette découverte à une triste circonstance.

Le 13 décembre 1879, par suite de la quantité de neiges gelées qui avaient transformé les rues de Paris en sillons, une jeune femme enceinte de six mois et demi, pour sa seconde grossesse, obligée d'aller en voiture, fut tellement cahotée qu'elle fut prise, à une heure du soir, de douleurs et accoucha, à quatre heures, de deux jumeaux. Le premier enfant était du sexe féminin, le second du sexe masculin. La fille vécut plus de deux heures, le garçon un peu moins. Ils étaient forts et bien constitués.

Lorsqu'il fallut, le lendemain, les ensevelir, je voulus les examiner et le faire moi-même, ne voulant laisser ce soin à personne. En les découvrant, je fus étonné d'apercevoir, entre les lèvres entr'ouvertes de la petite fille, toute une ligne d'un blanc nacré, pâle. J'écartai les lèvres et quel fut mon étonnement de voir toutes les deux rangées de dents parfaitement alignées, séparées les unes des autres à donner passage à l'ongle, ce que j'ai fait. Elles étaient cartilagineuses, souples et minces à la partie tranchante et leur base, plus solide, adhérait aux maxillaires, qui commençaient à être recouverts par les tissus. Après avoir constaté ce fait sur la petite fille, j'examinai le petit garçon et trouvai que le même travail dentaire existait. Je fis constater le fait par le père.

La date de la grossesse était certaine ; les couches devaient avoir lieu vers le premier mars ; cette jeune femme était donc enceinte de six mois et demi. Ces deux enfants, forts et bien constitués, étaient vivants ; ils pouvaient par conséquent vivre, *s'ils étaient nés viables* ; mais leurs vagissements diminuant progressivement de force, me prouvaient que c'était impossible. La vie pouvait d'autant moins se continuer que, non seulement les organes de leurs circulations sanguine et aérienne n'étaient pas prêts pour leurs fonctions ; mais en outre les parties de la bouche n'étaient pas arrivées à leur état de formation.

Ils n'avaient pas éprouvé la moindre perte de sang, au plus une ou deux gouttes, parce que j'ai pour règle, et j'en donne plus loin les raisons, de placer deux ligatures sur le cordon et de faire la section entre elles deux. De cette manière, soit du côté de la mère ou de l'enfant, il n'y a eu aucune perte de sang. Le peu qui est compris entre les deux ligatures s'écoule seul.

Le premier vint en première position, le second par les pieds ; ayant protégé la tête contre toute constriction, l'enfant ne souffrit aucunement. Chaque enfant était dans une enveloppe particulière ; avant chaque naissance il y eut rupture de la poche des eaux. Il y avait deux placentas, unis par un ligament ; leur délivrance eut lieu en une seule fois, naturellement et sans mon intervention, j'en donne l'explication plus loin.

Inutile de dire que les soins ne leur manquèrent pas ; à plus d'un titre, je devais faire tout au monde pour chercher à les faire vivre, bien que je savais parfaitement que c'était impossible.

Si l'enfant peut vivre, comme l'admet la loi et les accoucheurs de nos jours, à 180 jours ou six mois, lui est-il plus facile de vivre à 195 jours, alors surtout qu'il est fort et bien constitué. Mais comment pourrait-il vivre, puisque sa formation n'est pas terminée, comme le prouve la présence de la double rangée de dents à l'état cartilagineux et non encore recouvertes par les gencives ? L'évolution dentaire est *donc liée* à la formation des os maxillaires ; la base est implantée sur l'os et la dent est cartilagineuse et ne s'ossifie que lorsqu'elle est recouverte par les tissus. Ce fait expliquerait peut-être pourquoi quelques enfants naissent avec une ou deux dents, les gencives ne les ayant pas recouvertes, parce qu'elles devaient être plus longues. Ce qui prouve l'exactitude de cette évolution, c'est que chez certaines personnes (j'ai connu toute une famille chez laquelle ce fait s'observait), lorsqu'elles arrivent à 40 ou 45 ans sans avoir eu aucune maladie, leurs gencives se rétractent, abandonnent les dents, qui finissent par tomber sans occasionner de douleur et étant parfaitement saines. Chez certain peuple, nous en trouvons également la preuve, leurs dents, quoique saines, semblent s'allonger, tandis que c'est la rétraction des gencives qui les fait paraître plus longues.

Ce double fait est d'autant plus important qu'il ne peut être une exception. Ce sont deux preuves qui viendront aider à élucider et résoudre la question des prétendues grossesses de 180 jours, attendu qu'à 195 jours les fœtus ont toutes leurs dents à l'état cartilagineux et qu'elles ne sont pas recouvertes par les gencives.

Ainsi ces deux enfants, forts et bien constitués, ayant six mois et demi, ne pouvaient vivre. Leur formation n'était donc pas terminée, bien que, *nés vivants,* ils n'étaient pas *nés viables.*

Tous les médecins et accoucheurs qui assisteront une femme à son sixième mois de grossesse ou avant son terme pourront rechercher ce fait, que j'ai vu et constaté

3.

sur deux enfants jumeaux. Fait qui n'est cité par aucun auteur, du moins à ma connaissance.

Il est bien entendu que les enfants qui naîtront *viables* à 6, 7 et 8 mois après la *célébration du mariage* sont exceptés de cette loi, puisqu'ils sont forcément viables et qu'ils ne peuvent avoir ces signes, leur formation étant achevée

Les signes que je viens d'indiquer serviraient aussi à reconnaître ceux qui, bien que naissant six et sept mois *après le mariage, ne sont pas viables*, attendu que, chez eux, on en trouverait la preuve, leur formation n'étant pas achevée.

Par la confirmation de ce fait médico-légal, la loi ne pourrait plus admettre que des enfants puissent naître viables à cent quatre-vingts jours. Cet article du Code civil serait abrogé de par l'autorité de la médecine et, à l'avenir, un honnête homme n'aurait pas son existence entière brisée par l'infâme conduite tant des parents que d'une malheureuse fille-mère, puisque, par l'état de l'enfant à sa naissance, les preuves, physiologiques et matérielles comme formation, et mathématiques comme jours pour la durée de la grossesse, ne sauraient être récusées.

Ce chapitre terminé depuis longtemps, voici une preuve indéniable que je trouve dans le journal de médecine la *Semaine médicale*, du 23 décembre 1886, qui vient confirmer mon opinion et prouver que l'enfant qui naît à six et même à plus de sept mois, n'est pas viable, comme je viens de le démontrer.

Je demandais, pour le prouver, de faire l'expérience sur la vache, et voici que, par un hasard providentiel, cette preuve m'est fournie sur la femme. Voici cet article :

« Dans son numéro du 28 juillet 1885, *La Gazetta médi-* » *cala diu Jassy* publiait ce qui suit :

« GROSSESSE DE SEPT MOIS PRISE POUR UN KYSTE. — Il y a » près de deux mois, un événement désastreux a eu lieu » dans la section de chirurgie de l'hôpital Saint-Spiridon.

» Dominica Mihaila est une paysanne du département
» Vaseliu ; mariée depuis assez longtemps, elle avait eu
» déjà sept enfants ; depuis plus de quatre ans, elle n'a-
» vait plus eu de rapports conjugaux avec son mari. Un
» soir, *il y a un peu plus de sept mois*, elle eut, *une seule
» fois*, des relations avec un homme de son village. Cette
» femme, devenue grosse, connaissait assez les symptô-
» de la grossesse pour ne pas se tromper à son huitième
» enfant. Craignant la colère de son mari, elle se décida
» à venir à Jassy, pour accoucher et cacher ainsi sa faute.
» Mais pour faire ce voyage elle ne pouvait pas dévoiler
» la vraie cause ; elle se plaignit donc de violentes dou-
» leurs dans le ventre, qui avait grossi, mais au lieu
» de se diriger vers la Maternité, ce qui aurait donné
» l'éveil à son mari, elle entra à l'hôpital Saint-Spiridon,
» croyant pouvoir y rester jusqu'à l'époque de son accou-
» chement. Elle fut admise dans la section de chirurgie
» et les chirurgiens du service, MM. Russ Sénior, chirur-
» gien en chef, et Seculi, médecin secondaire, portèrent
» le diagnostic de « kysto-sarcome du ligament large
» droit ». L'opération fut faite le 6 juin, mais au lieu d'un
» kysto-sarcome, on trouva *un enfant bien portant de sept
» mois*, qui survécut quelques heures. La mère mourut le
» huitième jour. »

Ainsi l'enfant était bien portant, *avait sept mois* et ne
put vivre que quelques heures, tout comme les deux
jumeaux naissant à six mois et demi, bien portants et qui
n'ont vécu que deux heures, comme j'en ai rapporté l'observation.

Cette observation authentique prouve que l'enfant,
comme tous les êtres de la création, a besoin de sa période de gestation pour naître viable, et ne peut vivre, s'il
vient avant son terme, et l'expérience que je proposais de
faire sur la vache se trouve, par le hasard et par suite
d'une erreur déplorable de diagnostic, être faite sur la

femme et l'enfant, bien qu'ayant *plus de sept mois, naissant vivant et bien portant,* n'a pu vivre.

Après ces trois naissances, se trouvera-t-il un accoucheur qui pourra soutenir la viabilité d'un fœtus de six mois à huit mois de vie utérine ?

Pourra-t-il nier — par des preuves — qu'à six mois et demi le fœtus n'a pas toutes ses dents incisives ? J'appuie mon opinion par des faits ; les accoucheurs qui sont dans les cliniques d'accouchement, comme tous leurs élèves, ainsi que tous les médecins dans leur clientèle, peuvent rechercher les preuves que je cite.

CHAPITRE VI

DURÉE DE LA GROSSESSE. — SES MODIFICATIONS SELON LE SEXE. — INDICATIONS POUR PRÉCISER LA DATE DE LA NAISSANCE ET PRONOSTIQUER LE SEXE.

Mon esprit fut frappé par ce fait que, constamment, les femmes prétendent qu'elles sont en avance ou en retard, pour leur accouchement.

D'après leurs dires, leur calcul est juste et pourtant elles se trouvent en erreur lors de la délivrance. Il devait donc exister une cause ou raison, qui leur échappait et dont elles constataient le fait sans pouvoir l'expliquer, ni le comprendre. Il en était de même pour l'accoucheur.

Comme tout, dans la nature, est soumis à une loi fixe, invariable, surtout pour la reproduction — en général — je me suis demandé d'où pouvait provenir cette erreur.

Existait-elle du côté de la femme ? Je ne pouvais l'admettre, puisqu'elle se trouvait presque toujours soit avec une avance, soit avec un retard. A mon avis cela devait dépendre d'une loi naturelle, inconnue, qui faisait croire à ces prétendues erreurs pour l'avance ou le retard.

Me rappellant ce que j'avais lu, — il y a déjà bien long-temps, avant d'être médecin, en 1840, — dans le traité d'Equitation de *de Garsault* : « que l'on prétendait que les juments portaient onze mois, pour une pouliche et onze mois et quinze jours, quand c'était un poulain », je me suis demandé si cette observation, qui était donnée comme on-dit, ne pouvait pas être au contraire une loi de la nature? J'ai pris à tâche de résoudre ce problème.

Pour arriver à mon but, je me suis renseigné, avant l'accouchement, sur la date présumée de la conception et ai pris comme point de départ celle de la fin de la der-nière époque menstruelle. Partant de cette donnée, j'ai calculé sur neuf mois par date correspondante. J'ai pu, de cette manière, me convaincre qu'il existait positive-ment des avances ou des retards, dans la durée de la grossesse.

Ce fait prouvé, j'ai dû, pour me l'expliquer, en recher-cher la cause, et suis arrivé à contrôler, par des faits, que : lorsque l'accouchement avait lieu avant ou à la date correspondante, pour compléter les neuf mois, admis gé-néralement, comme durée de la grossesse, l'enfant était du sexe féminin et que lorsque les neuf mois étaient révolus — d'après les dates — l'enfant était du sexe mas-culin. J'avais alors l'explication de ces prétendues erreurs en tant qu'avance ou retard.

Des faits, constamment répétés, me prouvèrent que c'était une loi fondamentale de la nature.

Partant de ce résultat, qui m'était acquis, j'ai voulu re-chercher, non plus le nombre de mois, pour la durée de la grossesse, mais le nombre de jours, selon que l'enfant était du sexe féminin ou masculin.

D'après ma manière de comprendre la fécondation ou

conception, comme je l'ai démontré plus loin, elle ne peut avoir lieu que lorsque l'ovule est arrivé dans la matrice. Par conséquent, aussitôt le premier rapprochement entre l'homme et la femme, comme aussi entre les animaux, qui le prouvent d'une manière certaine et matérielle, puisque l'on est témoin de l'acte, la fécondation a lieu. Il n'y a donc pas d'erreur possible. J'étais amené, par ce raisonnement, à prendre, comme point de départ, cette date, pour calculer la durée de la grossesse. Les résultats vinrent me donner la preuve que j'étais dans le vrai.

L'on compte généralement, pour la grossesse, une durée de neuf mois. Mais il y a une grande erreur dans ce calcul attendu que tous les mois n'ont pas le même nombre de jours, et varient de 31, 30 et 28 jours, soit sept mois de 31 jours, 4 mois de 30 jours et un mois de 28 jours sauf les années bissextiles, comme aussi l'on n'a pas tenu compte, ou l'on n'a pas songé, que l'époque menstruelle arrive tous les 28 jours et non pas tous les mois, et suit en cela le cours lunaire, comme périodicité.

De cette manière, toute grossesse qui comprendrait le mois de février dans sa période, aurait deux jours en moins et celle qui ne le compterait pas, aurait, au contraire, deux jours de plus.

Prenons pour exemple une grossesse datant du 1er mars échéance 1er décembre, comme date correspondante pour les neuf mois.

Nous aurons : 5 mois à 31 jours (mars, mai, juillet, août, octobre) ci, 5 mois................. 155 jours

Quatre mois à 30 jours (avril, juin, septembre et novembre), 4 mois............. 120   »

Soit neuf mois ou.................. 275 jours.

Si nous comprenons le mois de février dans la période nous auront du 1er février au 1er novembre.

Février 1 mois.......................... 28 jours.
Mars, mai, juillet, août, octobre, 5 mois à
31 jours....... .... 155 »
Avril, juin, septembre, 3 mois à 30 jours.. 90 »
Soit ci : 9 mois.................... 273 jours.

Ayant constaté que l'accouchement, ayant lieu avant les neufs mois révolus, l'enfant était du sexe féminin, j'ai compté le nombre de jours et suis arrivé à reconnaître que la durée de la grossesse, pour une fille, était de 270 jours.

Par conséquent, d'après le calcul que je viens de faire, ce serait neuf mois, moins cinq jours, et dans la période qui comprendrait février, ce serait neuf mois, moins trois jours.

Cette différence ne saurait exister. La loi de la nature, établie par Dieu, est fixe, invariable et la durée de la grossesse doit toujous être la même, et nous en avons la preuve, par le nombre de jours, qui ne varie pas, selon que les mois varient.

Continuant mes recherches, j'ai constaté que, lorsque la période de neuf mois, par correspondance de date, était révolue, l'enfant était du sexe masculin.

J'ai voulu de même établir, par le nombre de jours, la durée de la grossesse, et j'ai eu la preuve qu'elle était de 282 jours, soit douze jours de plus, que pour celle d'un enfant du sexe féminin.

Pour la grossesse masculine, nous trouverons également la même différence pour le compte des mois ; dans le premier cas, ce serait neuf mois plus 7 jours et dans le second cas (février compris) neuf mois et 9 jours, soit 282 jours pour la durée de la grossesse.

Ce fait est tellement certain et positif, qu'il me permet, avant l'accouchement, de dire le sexe de l'enfant qui va naître, ou qui naîtra. Lorsque les douleurs apparaissent et peuvent faire supposer que l'accouchement s'annonce, en relevant le nombre de jours, je puis m'assurer qu'il ne saurait avoir lieu, si je ne trouve pas le compte de 270 jours, et que ces douleurs sont celles désignées sous le nom de « mouches ». Si, au contraire, ce nombre de jours est révolu, et que les douleurs continuent, je puis déclarer que l'enfant qui naîtra sera du sexe féminin, et que l'accouchement ne tardera pas.

Lorsque les 270 jours sont écoulés, il n'y a plus de doute à avoir, l'enfant qui naîtra sera du sexe masculin et en faisant le calcul, pour arriver au 282e jour, l'on peut varier d'un ou deux jours, parce que l'on ne peut avoir la date certaine de la fécondation, mais se guidant d'après la fin de l'époque, on arrive au même résultat.

Pour l'enfant du sexe féminin, l'on ne peut le dire qu'au début des douleurs, annonçant le travail de l'accouchement tandis que, pour le garçon, on peut le dire douze jours à l'avance, puisque les 270 jours sont écoulés.

Pour arriver à ce résultat, je me suis livré pendant de longues années à des recherches n'ayant que mes observations pour m'éclairer.

Ayant atteint le but que je cherchais, j'en ai trouvé la confirmation par des faits de naissance à ma connaissance et par d'autres publiés depuis longtemps et tout récemment.

La connaissance de la durée de la grossesse évitera la précipitation que l'accoucheur croira devoir mettre pour procéder à l'accouchement, dans la pensée qu'il a que le travail s'est arrêté et qu'il faut intervenir par l'ergot de seigle et le forceps.

L'accouchement étant une fonction naturelle n'a lieu qu'à la limite de la durée de la grossesse et n'a pas besoin d'être provoqué. Les animaux n'ont pas recours à ces interventions obstétricales, pas plus que les filles-mères qui accouchent clandestinement à Paris et ailleurs, sans le secours de l'ergot de seigle et du forceps et même de l'assistance d'un médecin.

Voici quelques observations qui viennent confirmer mes recherches relativement à la durée de la grossesse, variant selon le sexe de l'enfant. Je ne puis les rapporter toutes, mais d'après les règles que j'indique, tous les médecins pourront contrôler mes recherches.

1° Le 8 mai 1879, la fille d'une de mes clientes se marie et le 8 février 1880, elle accouche d'une fille.

Ainsi l'accouchement a lieu dans les neuf mois date pour date. En faisant le compte des jours nous avons du

9 mai au 31 mai, ci...................... 23 jours.
  Trois mois à 30 jours, ci............... 90 »
  (Juin, septembre et novembre).
  Cinq mois à 31 jours, ci............... 155 »
  (Juillet, août, octobre, décembre, janvier).
  Février du 1er au 8, ci................. 7 »
                                          ————
        Soit.................... 275 jours.

Date pour date, la naissance a eu lieu dans les neuf mois ou dans les 275 jours.

Nous ne pouvons savoir exactement le jour de la conception, mais nous savons que l'enfant était du sexe féminin. D'autres observations vont nous guider pour arriver à la durée de 270 jours.

2° Dans l'intéressant travail de mon confrère, M. le Dr Corlieu, je trouve le fait suivant, qu'il extrait des mémoires du docteur Deneux, accoucheur de la Duchesse de Berry.

Il dit que : « Mariée le 17 juin 1816, neuf mois après » soit le 16 mars 1817, elle accouchait d'une fille ».

Faisons maintenant le compte du nombre de jours qu'a duré la grossesse, comme preuve de ce que j'établis, comme loi de la nature.

Mariée le 18 juin, du 18 au 30 =........   13 jours.
Cinq mois (juillet, août, octobre, décem-
bre, janvier) à 31 jours, ci...............   155   »
Deux mois (septembre et novembre) à
30 jours......................................   66   »
Février......................................   28   »
Accouchement le 16 mars d'une fille, ci..   15   »

        Soit...............   271 jours.

3° Un mariage a lieu le 24 avril 1861 et le 24 janvier 1862, la jeune femme accouche d'une fille.

L'accouchement a lieu, date pour date, neuf mois après le mariage.

Nous avons donc du 25 avril au 30......   6 jours.
Trois mois à 30 jours (juin septembre et
novembre.....................................   90   »
Cinq mois à 31 jours (mai, juillet, août,
octobre et décembre), ci...................   155   »
Naissance le 24 janvier, soit............   23   »

Deux cent soixante-quatorze jours.......   274 jours.

Comme je l'ai dit, pour la première observation, nous ne pouvons savoir le jour de la conception d'une manière certaine mais nous avons le nombre de jours qui se rapporte à un jour près ; comme aussi l'accouchement cité par le Docteur Deneux, qui est de 271 jours, va nous servir de contrôle pour rechercher la durée exacte de la grossesse, que nous allons connaître, par les accouchements que nous citons.

4° Une de mes clientes, à sa troisième grossesse, pensait ne pas être à son terme, attendu qu'il manquait quelques jours pour les neuf mois. Le travail m'annonçant que la délivrance était proche, je fis le compte des jours à partir de la date de la fin de l'époque et comme la grossesse devait dater des premiers jours de novembre et que celle de l'accouchement allait avoir lieu le 31 juillet, je pus annoncer la naissance d'une fille, ce qui eut lieu.

Il manquait trois jours pour les neuf mois révolus et je trouvais le nombre de deux cent soixante-dix jours (20 novembre au 31 juillet).

5° En mars 1879 une jeune femme de mes clientes, près de laquelle j'avais été appelé en province, pour l'assister à sa première couche, voyant que depuis quelques jours la date sur laquelle elle comptait était passée, crut qu'il y avait erreur de sa part. Relevant le compte des jours et trouvant que les deux cent soixante-dix jours étaient écoulés, je lui dis que je ne partageais pas son avis et lui annonçais que ce serait un garçon, ce qui eut lieu.

Son médecin auquel j'avais pronostiqué le sexe de l'enfant ne pouvait, comme de juste, y croire, puisque je ne lui avais pas donné connaissance de mes recherches.

6° A une seconde couche, je pus annoncer d'après les mêmes calculs, que ce serait une fille ; elle eut lieu le 24 novembre 1880.

7° A la troisième grossesse, les douleurs commencèrent le 12 avril 1882 ; étant parfaitement renseigné je savais que cette jeune femme ne pourrait accoucher, au plus tôt, si c'était une fille, que le 18 avril.

Mandé en toute hâte, par dépêche, le 14 avril, je me rendis à son appel. Son médecin avait jugé prudent de passer la nuit en cas d'urgence. Arrivé le 15, au matin, je pus, en faisant le calcul du nombre de jours, m'assurer que l'accouchement ne pouvait avoir lieu que le 18, si c'était une fille. Cette date étant passée, je pouvais annoncer, dès le 20, que ce serait un garçon, et je dis de plus à mon confrère et au père, qui était présent à notre entretien, que je prenais trois dates pour l'accouchement ne pouvant encore être fixé, et qu'il aurait lieu soit le 28 ou le 30 avril et au plus tard le 2 mai, comme dernière limite, mais que je pensais que ce serait le 30 avril et que l'enfant qui naîtrait serait un garçon.

Effectivement le 30 avril, au matin, la jeune femme accouchait d'un garçon. J'étais alors fixé, avec le concours de mes autres observations pour préciser *la durée de la grossesse, pour un enfant du sexe masculin, soit deux cent quatre-vingt-deux jours.*

8° Un de mes clients, marié en janvier 1881, me pria de voir sa femme qui était souffrante. J'appris que la dernière époque avait eu lieu le 5 avril, avait duré jusqu'au 9 et que celle de mai était en retard de quelques jours. L'inspection des seins m'indiqua une grossesse, Le mari me dit qu'un premier rapport conjugal avait eu lieu le 10 avril à la fin de l'époque. J'en pris bonne note.

L'accouchement eut lieu le 5 janvier 1882, d'une fille, soit neuf mois moins 5 jours. Faisant le compte de la durée de la grossesse nous trouvons : avril du 10 au 30,   20 jours.

Cinq mois, mai, juillet, août, octobre et décembre, à 31 jours,   155 »

Trois mois, juin, septembre et novembre à 30 jours   90 »

Janvier du 1er au 2.   5 »

Soit deux cent soixante-dix jours.   270 jours.

Cet accouchement donne la preuve que la conception avait eu lieu dès le premier rapprochement soit le 10 avril.

9° Le 13 mars 1881, une dame ayant eu plusieurs couches attendait sa délivrance. Les douleurs m'annonçant que l'accouchement ne tarderait pas je pus, en calculant le nombre de jours, annoncer que ce serait une fille ; ce qui fut.

10° Le 4 janvier 1882, je fus près d'une primipare. Les douleurs s'accentuant je pus déclarer que ce serait une fille, l'accouchement le prouva.

11° Le 22 janvier 1882, appelé près d'une jeune dame primipare, les douleurs annonçant le prochain accouchement, je pus dire que ce serait un garçon attendu qu'il y avait plus de deux cent soixante-dix jours et que je trouvais le compte des deux cent quatre-vingt-deux jours. — Ce fut, en effet, un garçon.

12° Le 8 février suivant appelé près d'une dame pour sa seconde couche, elle me dit qu'elle pensait que ce serait un garçon, attendu qu'à sa première grossesse, les symptômes qu'elle avait éprouvés n'étaient plus les mêmes et qu'elle était accouchée d'une fille.

Faisant le compte j'arrivais à trouver deux cent soixante-dix jours : à sa famille, comme à elle, je pus leur dire que ce serait une fille, ce qui eut lieu.

13° Je fus appelé en mars 1882, près d'une dame qui avait eu déjà six grossesses. Les deux premières furent des garçons et les quatre dernières des filles.

D'après les signes qu'elle avait remarqués pendant sa grossesse elle pensait que ce serait un garçon. Les douleurs s'étaient déclarées depuis quinze jours. Faisant le calcul des jours je ne trouvais pas le compte suffisant pour les deux cent soixante-dix jours et déclarais que, d'après les indications qui m'étaient fournies, l'accouchement n'aurait pas lieu de sitôt. Effectivement les douleurs cessèrent, se faisant sentir de temps à autre.

Le 6 avril au soir je fus appelé ; le travail avait lieu régulièrement et le 7 avril, à une heure du matin, l'accouchement avait lieu, soit le deux cent soixante-dizième jour, d'une fille, ce que j'avais annoncé.

Ces accouchements rapprochés m'avaient permis de poursuivre mes recherches et l accouchement que j'ai fait le 30 avril 1882 me fixait sur la durée de la grossesse pour un enfant du sexe masculin.

14° Au mois d'août 1882, étant aux bains de mer, je fus appelé pour une jeune femme, à sa seconde grossesse.

M'étant renseigné et trouvant que le travail, qui marchait régulièrement coïncidait au deux cent quatre-vingt-deuxième jour, je pouvais annoncer que ce serait un garçon, ce qui eut lieu.

15° Fin octobre 1883 je fus appelé en province pour assister une de mes clientes à sa quatrième couche.

Elle pensait que sa délivrance pourrait avoir lieu fin octobre ou dans les premiers jours de novembre. Quelques douleurs apparurent, mais n'eurent aucune suite. D'après les renseignements qui m'étaient donnés, ne trouvant pas le compte exact de jours, soit pour fille ou garçon je vis qu'il y avait une erreur d'un mois sur l'époque de la date de la grossesse.

Effectivement, le quatre décembre au soir, les douleurs se déclarèrent ; faisant le relevé du nombre de jours et trouvant que les deux cent soixante-dix jours étant écoulés et que j'arrivais au chiffre de deux cent quatre-vingt-deux jours, je pus annoncer que l'enfant à naître serait un garçon. Les douleurs marchèrent régulièrement et à six heures du matin, le cinq décembre, l'accouchement avait lieu et l'enfant était du sexe masculin.

Voici la dernière observation que j'ai eue et qui confirme la loi de la nature, telle que je l'ai comprise.

16° Fin octobre 1885, je fus prié de donner mes soins à une jeune femme, habitant Paris ; elle était à sa troisième grossesse ; les deux premières avaient été du sexe féminin.

D'après ses calculs, elle pensait devoir accoucher fin décembre.

Après m'être renseigné, date pour date, elle ne pouvait accoucher, au plus tôt, que le 15 décembre, si c'était une fille, ou au plus tard le 27 décembre, si c'était un garçon..

Je dis au mari mon pronostic, lui faisant observer que, s'il y avait erreur dans son calcul, l'époque mensuelle pouvant s'être présentée, malgré la grossesse, le mois d'après, l'accouchement aurait lieu au mois de novembre, aux mêmes époques, mais avec un jour de retard.

Le 28 novembre, à dix heures du soir, je suis appelé; la poche des eaux venait de se rompre; les douleurs étaient légères. Je ne doutais pas que l'accouchement se ferait. J'avais eu raison de prévoir une erreur, puisque la grossesse devait dater du 15 au 19 février, soit un mois plus tôt. Je fis mon calcul du 19 février au 28 ci.   9 jours

Mars, mai, juillet, août, octobre, soit cinq mois à 31 jours ci.........   155   »

Trois mois avril, juin, septembre à 30 jours ci   90   »

Et du 1er au 29 novembre soit..........   28   »

Je trouvais mon compte de......... ...   282   »

Je pus déclarer au mari et à la femme que l'enfant qui allait naître serait un garçon. Je ne quittai pas la mère et le 29 novembre, à sept heures du matin, elle accouchait d'un garçon.

Je pus dire également au père, qui est pharmacien et qui avait eu les soins de deux médecins, pour les couches précédentes, que je n'aurais pas la peine de délivrer la mère et que la délivrance se ferait naturellement et sans mon concours. Effectivement, un quart d'heure après l'accouchement, le placenta était expulsé. J'avais mis les deux ligatures avant la section du cordon pour obtenir ce résultat. Cette dernière observation confirme en tous points tout ce que j'ai établi, à savoir que pour les grossesses d'enfant du sexe féminin, il y a une avance de trois à quatre jours, pour arriver à la date des neuf mois révolus, et de sept à neuf jours en plus des neuf mois révolus, quand c'est un garçon; comme aussi pour l'expulsion naturelle du placenta provoquée par la double ligature avant la section du cordon.

17° Le 20 janvier 1888, étant chez un confrère de mes amis, le Dr Saint-Vel, je vis une jeune femme qui, par sa rotondité indiquait une grossesse avancée. Comme je lui avais parlé, plusieurs fois de mon travail, du résultat auquel j'étais arrivé par mes laborieuses et patientes recherches, me permettant de fixer l'époque de l'accouchement et d'indiquer celle dans laquelle naîtrait soit un garçon, soit une fille, je lui proposais de le lui prouver pour cette jeune femme, qui était primipare. Il y consentit.

Arrivée en notre présence, elle en apprit le motif et accepta de répondre à ma demande, qui était de savoir « *la date de sa dernière époque et sa durée* ». Elle me dit qu'elle avait eu lieu le 20 avril et avait duré quatre ou cinq jours. Je dis alors à mon confrère que, par ce seul renseignement, j'allais indiquer l'époque de l'accouchement soit pour une fille, soit pour un garçon.

Je ne voulus pas lui dire la loi qui me guidait, voulant lui laisser tout l'intérêt qu'il pourrait trouver à la lecture de mon travail à sa publication.

Je fis mon calcul, du 25 au 30 avril ci...   5 jours.

Mai, juillet, août, octobre et décembre cinq mois à 31 ci.....................   155   »

Juin, septembre, novembre, trois mois à 30 jours ci........................   90   »

Janvier (jour de l'entrevue) 20 jours ci...   20   »

                                                270 jours.

Pour ne pas gêner cette jeune dame, je n'ai pas voulu lui demander après combien de jours, le premier rapport avait eu lieu, et j'ai pris une période de huit jours, persuadé que la conception n'aurait pas eu lieu après. Sachant le jour, c'eut été plus facile pour indiquer la date de l'accouchement.

Si le premier rapport avait eu lieu le 25 avril, à la fin de l'époque, elle aurait été sur le point d'accoucher, si c'eut été une fille, puisque les 270 jours étaient écoulés et si c'était un garçon, elle ne serait accouchée que le 1er au 8 février.

Prenant cette période de huit jours, comme limite extrême, pour une fille, j'arrivais au 28 janvier ; passé ce délai, du 28 janvier et au plus tard au 8 février, comme limite extrême des 282 jours, pour la naissance d'un garçon, je pus pronostiquer à cette jeune femme, qui est primipare, que si, du 21 au 28 janvier, elle accouchait ce serait une fille et qu'à partir de cette date, 28 janvier au 8 février au plus tard, ce serait un garçon.

Effectivement, le 24 au matin, le docteur Saint-Vel s'empressait, avec toute l'amitié qu'il me porte, de venir m'annoncer que, le jour même à trois heures du matin, l'accouchement avait eu lieu. Eh bien, lui dis-je, c'est une fille. — C'est vrai, me répondit-il, vous l'aviez bien pronostiqué.

J'ai été assez égoïste pour ne pas lui dire le résultat de mes recherches et lui en ai exprimé tous mes regrets, voulant lui laisser à l'apprendre par la lecture de mon travail.

Si je cite cette dernière observation, mon travail fini et prêt à être remis à l'imprimeur, c'est que j'ai comme témoin un docteur, qui peut certifier le fait.

Au surplus les indications que je donne suffiront, à n'importe qui, médecin, mari et surtout à la femme, pour savoir la date de l'accouchement, soit pour fille ou garçon, puisqu'il ne s'agira que de compter les jours pour en être certain et cela lui sera d'autant plus facile, qu'elle sait la date du premier rapprochement qu'elle a eu.

Nul ne pourra prétendre que ce sont de simples coïncidences. Ce sont des faits qui dépendent d'une loi générale de la nature.

Faits qui ont été signalés : comme des « on dit », par de Garsault. Dans son *Parfait Maréchal* (1755, p. 71), il

dit : «les juments mettent bas dans le *douzième mois* et quoi
» qu'on dise *qu'elles portent onze mois et autant de jours,*
» *qu'elles ont d'années, il n'y a rien de moins sûr.* Il est
» certain que leur accouchement est plus *hâtif* ou *plus*
» *reculé,* suivant qu'elles ont été en meilleur ou plus mau-
» vais état de santé, pendant le temps de leur grossesse,
» ce qui avance plus ou moins la formation du poulain».

Ainsi le fait a été constaté et il a été attribué à deux
causes : 1° l'âge de la jument, 2° son état de santé.

Je me rappelle néanmoins avoir lu dans son Traité
d'équitation, en 2 volumes, publié à Lyon, si mes souvenirs de 1840, ne me trompent pas, qu'il déclare que: «la
» jument porte *onze mois* pour une pouliche et *onze mois*
» et *quinze jours* pour un poulain».

Je n'ai pu, malgré mes recherches, retrouver ce second
ouvrage, et ai été assez favorisé du hasard, pour trouver
un exemplaire du premier. Ces deux ouvrages sont très rares, presque introuvables.

Ne m'en rapportant qu'au texte «du Parfait Maréchal»
c'est un fait constaté, mais pas compris.

L'âge de la jument ne signifie rien, il n'y a pas à le démontrer, de même l'état de sa santé. C'était une loi de la
nature, attirant, par sa constance, l'attention des éleveurs,
qui, sans chercher à la comprendre formulaient une règle
de par l'âge et la santé de la jument.

De Garsault, lui-même, la repousse en déclarant *qu'il*
n'y a rien de moins sûr, et pour expliquer le *fait, qu'il re-*
connaît certain, il l'attribue *à un meilleur ou plus mauvais*
état de santé de la jument. Ce qui n'est pas admissible.

Le fait reste certain, c'est que la jument, pour sa gestation, éprouve une variation dans sa durée, selon le sexe de
son produit.

Ce fait m'a porté, depuis que je suis docteur en médecine, à rechercher la vérité sur les prétendus avances ou
retards, déclarés par les femmes, d'autant que m'étant

beaucoup occupé de l'étude du cheval et de l'élevage des animaux, bien avant d'être médecin, ce rapprochement s'imposait naturellement à mon esprit. Il a été mon point de départ et je suis arrivé à le constater, avec certitude, chez la femme, et à reconnaître que l'observation, qui avait été faite pour la durée de la gestation des juments, rapportée par de Garsault, est parfaitement exacte, que c'est une loi du Créateur et qu'elle est la même pour la femme. La même observation serait confirmée pour celle de la vache, qui a une durée de neuf mois, comme pour celle de l'ânesse qui — dit-on — porte onze mois et quelques jours, tout comme la jument. Le fait m'a été certifié par un éleveur de Paris.

Si ce fait ne servait qu'à prévoir, au moment ou quelques jours avant l'accouchement, le sexe de l'enfant qui doit naître, il serait de peu d'importance, tout en étant un fait de physiologie très curieux, mais il a une importance considérable, c'est de prouver que, dans la nature, il y a une loi invariable pour la durée de la grossesse de la femme, comme pour la gestation de la jument, quelle est la même pour toutes les espèces et que cette loi subit dans les deux cas, une modification selon le sexe de l'enfant ou du produit. Et attendu que cette loi ne subit jamais pour la jument, la vache et les autres femelles, aucune modification, pour sa durée, comment vouloir l'accepter pour la femme ?

Ceci établi et parfaitement certain, pourra-t-on admettre en faveur de la femme, une exception à la loi de la nature, créée par Dieu, loi qui est générale, comme je l'ai démontré ?

La loi civile sera bien obligée de se soumettre à la loi du Créateur et n'admettra plus ces grossesses fantaisistes, variant de six mois (soit 181 jours en comptant février ou 184 jours non compris ce même mois) ou dix mois (soit 304 ou 306, d'après le même compte) parce que la grossesse est soumise, pour sa durée, à une loi fixe, invariable, que rien ne saurait modifier.

L'on ne saurait donc admettre, pour la femme seule, une exception à cette règle de la nature, alors surtout que ce sera pour la première grossesse ou encore pour celle posthume de certaines veuves.

Il n'y a au surplus aucun doute à avoir sur ce point, attendu que nous avons les preuves positives de la date de la grossesse et de l'âge du fœtus à six mois et demi, comme conception par sa dentition et, en outre, par le nombre de jours, nous savons le moment fixé par la loi du Créateur pour sa naissance.

Il y aurait une statistique très intéressante à faire ; elle consisterait à relever pendant une certaine période, sur les registres de l'Etat civil, la date des naissances et sur ceux de l'Eglise, celle du mariage, et après quel laps de temps naissent soit les garçons, soit les filles.

Je n'ai pas besoin d'ajouter que, malgré tout mon désir de faire ces recherches, je ne pouvais aller demander de les faire.

Ce chapitre terminé depuis longtemps, voici que, comme une sorte de hasard providentiel, la Vérité, voulant établir ses droits, vient apporter à mon travail sa lumière pour soutenir mon opinion, en me fournissant une preuve indiscutable et authentique et d'autant plus extraordinaire que c'est le seul fait qui existe dans les annales judiciaires.

Le lecteur va en juger.

Tout ce que je viens d'établir comme loi de la Nature, pour la durée de la grossesse de la femme, variant de neuf mois, *moins* trois ou cinq jours pour un enfant du sexe féminin et neuf mois *plus* sept ou neuf jours, pour un garçon, va trouver sa preuve et sa consécration indiscutables, dans le crime qui a été jugé le 11 juin 1885, par les Assises de la Charente.

Voici le fait d'après l'acte d'accusation : « *Le 2 mars*

» 1885, c'est-à-dire *neuf mois, jour pour jour*, après la
» date de son mariage, avec Louis Fourcheraud, la nom-
» mée Justine Lambert mettait au monde un enfant du
» sexe féminin. Le mari protesta, déclarant que l'enfant
» arrivait trop tôt, et ne provenait pas de ses œuvres,
» mais d'un beau-frère de sa femme. Il l'obligea à le lui
» porter, lui enjoignant, s'il ne l'acceptait pas, de le tuer,
» et, à cet effet, il lui remit un revolver.

« Accompagnée d'un témoin, qui était Conseiller muni-
» cipal de sa commune, elle fut le trouver et, sur son refus,
» elle exécuta l'ordre de son mari et le tua. »

Voici le crime consommé, le 11 mars ; recherchons
maintenant quel était le père de cette enfant du sexe féminin, est-ce le beau-frère ou le mari?

D'après la loi de la durée de la grossesse, que je viens
d'énoncer et qui était établie bien avant ce crime, nous
allons pouvoir reconnaître positivement, mieux, mathé-
matiquement, quel était le père de l'enfant.

Mariée *le 2 juin*, et accouchant *le 2 mars*, nous avons
neuf mois révolus, date pour date, mais nous avons le
nombre de jours, pour la durée de la grossesse, qui va
nous fixer de suite.

Or : du 3 juin au 30, soit................... 27 jours

Cinq mois à 31 jours (juillet, août, octobre
 et décembre) ci... .... 155 »

Deux mois à 30 jours, (septembre et novembre), ci........................... 60 »

Un mois (février) à 28 jours............... 28 »

Mars un jour, ci..................... 1 »

    Total................. 271 jours.

Nous trouvons un total de 271 jours, de la date du jour
du mariage à celle de la naissance.

Comme nous savons que la durée de grossesse, pour une
fille, est de 270 jours, l'enfant était forcément du mari.

Et si la malheureuse mère a commis son crime, c'est qu'elle devait avoir eu avant son mariage des relations avec son beau-frère et c'est ce qui à dû la décider — dans son doute de paternité — à le tuer, pour obéir à son mari ; sans cette raison, peut-on même supposer que, malgré les ordres et menaces de son mari, elle aurait été porter à son beau-frère un enfant qu'elle savait ne pouvoir lui appartenir, puisqu'elle n'aurait jamais eu de rapports avec lui et surtout le tuer ?

Si l'enfant eût été du sexe masculin, c'eût été différent naissant avant le 282° jour, il n'aurait pas été du fait du mari, à moins qu'il n'eût devancé les cérémonies du mariage.

Ceci est d'autant plus positif et certain, c'est que nous en trouvons une preuve éclatante, que j'ai déjà citée, dans l'accouchement de la duchesse de Berry, et, coïncidence extraordinaire, qui vient donner la force de la vérité, à la loi que j'ai découverte, pour la grossesse de la femme, c'est que ces deux faits, éloignés de soixante-neuf ans, se trouvent être semblables et se rapporter, non seulement par les dates et le nombre de jours, mais encore pour les mêmes mois et pour une enfant du sexe féminin.

Ainsi la duchesse de Berry s'est mariée *le 17 juin* 1816 et est accouchée d'une fille *le 16 mars* 1817, soit *deux cent soixante et onze jours,* après son mariage à *neuf mois de date,* absolument comme la femme Fourcheraud, qui mariée *le 2 juin* 1884, accouche *le 2 mars* 1885, d'une fille, soit également 271 jours.

Ce ne sont pas des faits de complaisance, je ne les cherche pas, je les trouve et je viens, par leur autorité, prouver que je suis dans le vrai, d'autant qu'ils sont authentiques, étant publiés et consacrés par des actes et un arrêt des assises à soixante-neuf ans d'intervalle.

Nul ne pourra les mettre en doute, ni les contester. La loi, que j'ai reconnue, pour la durée de la grossesse de la femme, par analogie d'après celle de la gestation des femelles, est donc vraie et mes recherches comme mes observations se trouvent confirmées, par la relation du docteur Deneux, en 1817, et par le crime de la femme Fourcheraud en 1885, qui leur donnent l'authenticité voulue.

Si le hasard me fournit des preuves si positives, ne suis-je pas en droit de penser et croire que, par le relevé des registres de l'état civil et des actes religieux, j'en aurais ou pourrais en avoir beaucoup?

Voici les dates authentiques prises à la mairie :

Mariage : « Louis Fourcheraud, avec Justine Lambert, à Luxé *le 2 juin* 1884. Arrondissement de Ruffec (Charente.)

Naissance : le 2 mars 1885, à midi, d'une fille née à la Folatière, commune de Luxé, provenant dudit mariage.

Condamnation, par arrêt des assises de la Charente (12 et 13 juin 1885), des époux Fourcheraud, pour assassinat commis sur le beau-frère, le 11 mars 1885, relativement à la naissance de cette enfant.

Ce travail aura encore un avantage bien grand, au cas où la pauvre innocente, cause bien involontaire de ce triste drame, vivrait au moment de l'expiration des peines prononcées contre ses père et mère, c'est de ne pas être repoussée, par son père, qui devra être convaincu qu'elle est sa fille et ne la maudira pas comme ayant été la cause de sa folle jalousie, qui l'a poussé au crime.

CHAPITRE VII

DE LA NAISSANCE.— DOUBLE LIGATURE DU CORDON. — DÉLI-
VRANCE NATURELLE DU PLACENTA. — SOINS A L'ENFANT.

Pour continuer notre étude, nous n'aurons pas à nous occuper, présentement, de la grossesse et des symptômes morbides qui peuvent survenir pendant son cours. Nous en parlerons dans une autre partie, ainsi que de tout ce qui se rapporte à l'accouchement et à ses suites.

Nous voici arrivé à la solution du grand mystère de la conception : la naissance.

La femme, après avoir perçu, dans son sein, les premiers tressaillements qui lui ont indiqué qu'elle était mère et supporté pendant neuf mois bien des souffrances, va, enfin, après de suprêmes douleurs, en être récompen-sée par les vagissements d'un petit être qui lui devra la vie.

L'enfant est né. L'accoucheur intervient pour le séparer de sa mère, attendu qu'il est maintenant quelqu'un, puisque sa vie ne dépend plus que de lui seul et il fait la section du cordon ombilical, son point d'attache, devenu inutile, puisqu'il respire.

Mais avant d'aller plus loin, il convient de rechercher comment, dans les trois ordres que nous avons pris pour notre étude, la nature procède pour cette séparation.

Pour les volatiles, le petit poussin au moyen d'une corne très dure et aiguë, placée à l'extrémité et sur son bec, arrive, par un frottement continu, à user sa coquille et à la briser. Il se dégage de lui-même et souvent son cordon ombilical, adhérent encore à la coquille, il l'entraîne après lui, et n'a besoin d'aucun secours pour s'en débarrasser.

Chez les animaux, tantôt les petits, sortant du corps de la mère, se faufilent entre ses jambes, pour se rendre de suite aux mamelles et par la traction qu'ils exercent sur le cordon, ils le rompent.

La truie en est le plus curieux exemple. Pour mettre bas elle se couche sur le côté et ne bouge plus. Les petits, au fur et à mesure de leur naissance, se dirigent immédiatement entre ses jambes et vont prendre une mamelle. Elle n'intervient en rien dans la section du cordon; les petits se tirent d'affaires eux-mêmes et le rompent par le tiraillement qu'ils exercent.

Pour la chienne, il n'en est plus de même, à chaque petit, elle se lève, le lèche, le retourne délicatement avec son museau et lui coupe son cordon avec un soin extrême.

Si le sang coule, elle le lèche et mâchonne son extrémité pour arrêter cet écoulement sanguin.

Chez la jument et la vache, c'est tout autre. Aussitôt la naissance de leur petit, elles coupent le cordon en le mâchant doucement et non d'un seul coup. Elles s'y prennent à plusieurs fois, comme ayant peur de faire éprouver de la douleur à leur petit.

Que résulte-t-il du fait de ce mâchonnement, véritable écrasement linéaire ? C'est que les membranes internes du cordon se trouvent les premières rompues, se rétractent, reviennent sur elles-mêmes, et quand l'enveloppe externe est coupée, elles ont formé un bourrelet interne qui empêche l'écoulement du sang.

Nous avons vu, d'autres fois, des juments et des vaches mettre bas debout. Les petits appuyés sur leurs jambes de devant, tombent et la chute de leur corps amène quelquefois la rupture du cordon, par la traction brusque qui a lieu et elle produit, par le tiraillement, le retrait des membranes internes qui se rompent les premières et empêchent le sang de couler, ce qui produit le même résultat.

Il y avait un enseignement que nous devions tirer de cette prévoyance de la Nature, c'est qu'il était important que la mère et son petit n'aient à subir aucune perte de sang, attendu que ce serait une cause de faiblesse pour tous deux.

Frappé de ce fait et en ayant cherché la raison, j'ai pu en saisir toute l'importance par les conséquences qui auraient pu en résulter, alors que surtout j'avais vu, après la section du cordon, chez la femme, une hémorragie se produire par l'extrémité placentaire et d'autres fois, une perte de sang avoir lieu par le cordon de l'enfant qui avait glissé entre les doigts de l'accoucheur. Les auteurs au surplus en font foi, comme le prouve le passage suivant que j'emprunte au livre de Cazeaux (page 831).

Hémorragie par le cordon ombilical. Dans les accouchements de jumeaux, il peut se faire une hémorragie, après la naissance du premier enfant par l'extrémité placentaire du cordon que l'on vient de couper.

Bien qu'il n'existe habituellement entre deux placentas aucune communication vasculaire le contraire a été constaté trop souvent, pour qu'on puisse aujourd'hui mettre le fait en doute. Aussi, tous les accoucheurs l'admettent-ils. On trouve aussi dans Méry, Baudelocque, Solaviès, des faits qui prouvent que, *même dans un cas de grossesse simple, il peut se faire, après la section du cordon, une hémorragie suffisante pour compromettre la vie de la mère* et que la veine ombilicale est seule la source de cette perte.

Quant à la perte qui survient par l'extrémité placentaire du cordon, hors le cas de jumeaux, je puis assurer, dit M. Chevreul, l'avoir observée chez trois femmes que j'avais accouchées avec le forceps. *J'avais coupé le cordon avec précipitation sans y faire aucune ligature.* Pendant que je donnais aux enfants les soins que leur état réclamait, *le sang continua de couler avec une abondance extrême par la portion qui tenait au placenta.* J'employai tous les moyens d'irritation conseillés en pareil cas pour faire contracter la matrice ; *je fus obligé, pour arrêter la perte, de lier le cordon. La délivrance s'opéra peu de temps après* et ne fut suivie d'aucun accident. M. Guillemot a récemment eu occasion d'observer un fait à peu près semblable.

Après cette citation je n'ai pas besoin de mentionner les faits qui sont à ma connaissance.

Ayant compris la prévoyance de la Nature qui empêchait l'hémorragie de se traduire par les extrémités du cordon, chez les animaux, j'ai voulu, depuis que je suis médecin et que j'ai assisté des femmes en couches, arriver au même résultat que celui que les animaux obtenaient par leur seul instinct.

Il n'y avait qu'un seul moyen pour empêcher le sang de couler soit par l'extrémité placentaire, soit par le cordon ombilical tenant à l'enfant, c'était de placer deux ligatures sur le trajet du cordon et de faire la section entre elles.

Par ce moyen, j'arrivais au même résultat et évitais toute perte de sang soit du côté de l'enfant soit du côté de la mère, par l'extrémité placentaire du cordon.

Mais, ce à quoi j'étais loin de m'attendre, c'était d'obtenir par un procédé si simple, un avantage immense « la délivrance naturelle du placenta », sans avoir besoin de faire aucune traction sur le cordon et sans même m'en occuper.

La Nature avait donc, par le mâchonnement du cordon, un double but ; l'arrêt du sang et l'expulsion naturelle du placenta et des membranes, soit la délivrance.

La première fois que je fis un accouchement, me présentant pour délivrer la mère, je fus surpris de voir que l'expulsion du placenta avait eu lieu, sans mon concours.

Je ne me rendis pas compte de ce fait, tout d'abord, mais aux autres accouchements le voyant se reproduire je fus obligé d'en chercher l'explication.

Après y avoir réfléchi et avoir relu tous les conseils donnés par les accoucheurs les plus renommés, sur les précautions à prendre pour éviter de rompre le cordon, en tirant dessus pour la délivrance ou de produire le renversement de l'utérus et tous les accidents qui peuvent en résulter, je ne pouvais me rendre compte du bonheur que j'avais. La réflexion porta ma pensée sur les animaux. Qu'est-ce qui les délivre? Et pourquoi l'expulsion du placenta a-t-elle lieu naturellement, chez les femelles?

L'explication est simple et facile à comprendre, la ligature arrête la circulation; le placenta continue à recevoir du sang, il s'en trouve gorgé puisque la circulation par l'enfant n'a plus lieu. Cet afflux du sang de la surface placentaire de l'utérus au placenta, trouvant un arrêt, le repousse, il se détache alors immédiatement et sur toute sa surface par décollement. Le sang s'arrête; l'utérus revient sur lui-même et chasse, peu après l'accouchement, tout le délivre.

La femme éprouve une tranchée, qui est l'indice de ce travail et quand elle vous prévient que quelque chose veut sortir, vous trouvez en effet le placenta qui se présente, vous n'avez plus alors qu'à le saisir à pleine main et à le recevoir dans un vase, ainsi que le sang qui s'écoulerait, afin de ne pas mouiller la mère. De cette manière, aucune parcelle de membranes ne reste dans l'utérus qui est déjà revenu sur lui-même avant même la délivrance. La femme perd peu de sang et bien moins que par les méthodes habituelles.

Si, par hasard, une hémorragie devait survenir par le fait du décollement partiel du placenta par suite de la non-rupture de la poche des eaux, avant la sortie de l'enfant, la ligature, arrêtant l'écoulement du sang par le cordon, la modère.

Je cite plus loin deux observations relatives à cet accident.

Ainsi, par cette double ligature on a un avantage important c'est qu'il n'y a plus de traction à faire sur le cordon, que l'on évite sa rupture par le tiraillement, voire même le renversement de l'utérus. Traction qui, plus tard, occasionne tous les désordres que l'on observe sur cet organe et qui, joint à l'emploi des fers pour hâter l'accouchement, obligent les femmes à un repos forcé sur leur chaise-longue. La délivrance ainsi faite, je n'ai plus alors qu'à m'occuper de l'enfant. Je place la ligature définitive sur le cordon, près de la peau et sans la toucher, et une seconde, à deux travers de doigts de la première, je la serre davantage et retranche le surplus du cordon. De cette manière si, par hasard, le sang venait à se faire jour par celle placée près de la peau, il ne le puisse par la seconde, vu son degré de constriction. Je n'ai jamais eu à me repentir d'avoir procédé de cette manière.

Aussitôt l'enfant emmailloté, soit à peine une heure après sa naissance, la mère lui donne à téter après avoir eu le soin de laver le bout de ses seins, avec un peu d'eau chaude.

De cette manière il n'est pas nécessaire de faire prendre à l'enfant aucun liquide, eau sucrée ou médicament. Ce premier lait lui suffit comme aux petits des animaux. La montée du lait est facilitée par la succion que fait l'enfant, de plus, elle forme le bout du sein, évite la fièvre de lait et l'engorgement des seins. Ce premier lait facilite l'expulsion du méconium et évite les coliques à l'enfant.

Je viens d'expliquer le grand avantage que j'obtenais pour la délivrance naturelle du placenta et des membranes, par le procédé très simple de la double ligature du cordon, que j'emploie depuis longues années, le lecteur va en saisir toute l'importance par l'observation suivante, communiquée à l'Académie de médecine, par M. le Professeur d'accouchement Tarnier, dans la séance du 21 février 1882, rapportée par la *France médicale* du 23 février 1882 (N° 23, page 270).

« Placenta double. Présentation de pièces. M. Tarnier
» dit que, le 19 février, une femme accouchait à la Mater-
» nité d'un enfant vivant qui s'était présenté par le som-
» met. L'accouchement avait été normal et un quart
» d'heure après la naissance de l'enfant, le placenta des-
» cendait dans le vagin et apparaissait à la vulve. Quel-
» ques efforts de la femme *et quelques légères tractions sur*
» *le cordon*, amenèrent le placenta au dehors. Quand la
» sage-femme, qui procédait à la délivrance, voulut éloi-
» gner le placenta de la vulve, elle s'aperçut *qu'une portion*
» *des membranes résistaient aux tractions faites sur elles.*
» Dans ces cas, M. Tarnier recommande à ses élèves de ne
» jamais *tirer avec force* et d'appliquer sur les membra-
» nes adhérentes, un fil, comme on le ferait sur le cordon
» ombilical. Ce fil, *dans les heures* ou *dans les jours qui*
» *suivent, sert à extraire le reste des membranes.*

» Et plus bas, M. Tarnier déclare : *qu'il ne fait jamais*
» *de tractions intempestives sur les membranes et il attend*
« *une heure, deux heures, ou même quelques jours, que les*
» *membranes s'expulsent d'elles-mêmes.* »

Tandis que, par le procédé, si simple, de la double ligature du cordon, avant sa section, que j'ai eu l'idée d'appliquer, l'on obtient au bout d'un quart d'heure, après la
naissance de l'enfant et, *sans aucune traction faite sur le*
cordon, la délivrance du placenta et de toutes les membranes, M. le Professeur Tarnier attend parfois, comme il
l'a dit, « une heure, deux heures ou même quelques jours
» pour l'expulsion des membranes ».

Le lecteur comprendra et saisira toute l'importance du
procédé de la double ligature du cordon, avant sa section
et le bénéfice qu'il en retirera, tant pour la mère, que pour
l'enfant. Et si ce procédé était mis en pratique à la Maternité, comme partout on en apprécierait tous les avan-
tages.

CHAPITRE VIII

DE LA GROSSESSE GÉMELLAIRE. — PREUVES DE LA PRIORITÉ COMME CONCEPTION ET NAISSANCE. — ERREUR DU CODE CIVIL.

Dans la grossesse gémellaire, le Code civil reconnaît que l'enfant qui naît le premier, n'est pas l'aîné et que c'est le second, venant au monde, qui doit être et est forcément l'aîné, attendu qu'il a dû être le premier fécondé et par conséquent a été procréé le premier.

Je vais démontrer et prouver, par des expériences, faites sur des chiennes, que les Jurisconsultes se sont complètement trompés, non pas qu'ils aient voulu s'en rapporter à leur savoir, parce que, sans mettre en doute leurs intelligences et capacités pour toutes les questions civiles, je déclare et reconnais que, pour la grossesse, ils y sont complètement étrangers et qu'ils ont dû prendre l'avis des médecins, dont les connaissances, sur ce sujet, faisaient loi, dans la science, bien qu'ils étaient dans l'erreur.

Nous avons déjà eu l'occasion de le prouver pour les grossesses, pouvant, d'après le Code civil, varier de six mois, pour la première grossesse, et se prolonger à dix mois, après la mort du mari. Le simple bon sens suffit pour apprécier ces erreurs du Code civil.

Sur la question de *droit d'aînesse*, il n'y a aucune supposition à faire, attendu qu'il n'y a pas à dire que la nature peut varier ; le fait se démontre par lui-même· Il n'y a aucune subtilité de raisonnement pour l'expliquer, puisque c'est matériel, comme je vais le prouver.

Partant de ce principe fondamental que tout, dans la

nature, étant soumis à une loi générale, la femme, seule, ne saurait créer une exception et que, par conséquent, les observations que nous ferons sur les animaux, nous devrons également les constater sur elle, attendu qu'elle est soumise à cette même loi.

Pour arriver à la connaître, voici les expériences que j'ai faites sur les chiennes et qui me permettent d'établir la loi de la nature.

Première expérience. Une jeune chienne de garde, de la race dite de *Puerto-Rico*, à poil fauve, avec ligne dorsale marron foncé, étant dans sa période de fécondation, je fus la conduire chez un de mes parents, qui avait un chien de la même race et de toute beauté. Son pelage était semblable à celui de ma chienne. En route je m'aperçus qu'un petit roquet, entièrement noir, essayait, mais en vain, vu sa taille, d'arriver à ses fins. Je n'eus que le temps d'y mettre ordre et comme il y avait eu seulement pénétration, sans avoir eu de jonction, je pensais que je n'aurais pas de sa race. La suite devait me prouver le contraire.

Le jour même, deux heures après, ma chienne fut laissée enfermée, pendant vingt-quatre heures avec le chien de sa race.

Elle mit bas huit petits. Le premier qui vint, fut une petite chienne, *toute noire*, et les sept autres, d'un poil fauve comme le père et la mère. Tandis que ces derniers se développaient rapidement et indiquaient leur force, par leur forme, la petite chienne noire restait toujours petite et grêle, bien que née la première.

Il n'y avait pas à l'attribuer au vigoureux chien qui était le père des autres et qui, comme la mère, n'avait pas un seul poil noir. Par conséquent le petit roquet noir était le premier en titre et son produit naissait le premier. Ce fait prouve, malgré l'idée admise, que la chienne, pour être fécondée, n'a pas besoin de sa jonction avec le mâle.

Ce travail fait, un docteur de mes amis me cite un fait semblable :

Une petite chienne de race havanaise était tenue en laisse au moment de sa folie. Un petit chien essaya de la mâtiner, mais, avant sa jonction, la domestique qui s'en aperçut le chassa. Néanmoins la petite chienne avait été fécondée et eut des petits.

2e *Expérience*. Une chienne épagneule écossaise, blanche, avec taches brunes, fut saillie par un griffon, de belle taille, ayant un poil semblable au sien.

Pensant alors qu'une première saillie suffisait et pouvait empêcher une superfétation, je n'enfermai pas ma chienne. Un chien braque noir, — non de chasse — survint et l'accouplement eut lieu. La chienne mit bas ; le premier né était un petit chien griffon, semblable au premier mâle, les autres étaient noir ou noir et blanc et à poil ras. Ce qui indiquait encore que le premier fécondé, le premier conçu, naissait le premier.

3e *Expérience*. Le 15 juin 1878, je voulus la renouveler pour la suivre attentivement, attendu que les deux faits que je rapporte datent de 1840 et 1842 et alors, étant à la Martinique, je ne pensais pas à étudier la médecine.

Ma chienne de chasse braque, race « Blount » (anglais), marron foncé, marques de feu au-dessus des yeux, poitrail et pattes marron feu, sans un poil blanc ou noir, servit à mon observation.

Le 15 juin, un premier accouplement eut lieu à onze heures, avec un chien de chasse — blanc et noir — marques de feu au-dessus des yeux, lèvres rouges et truitées.

Le 16, à midi, second accouplement avec un chien de chasse, de poil marron clair, lavé, sans poil blanc ni noir, de couleur presque uniforme et non tranchée, comme le poil de ma chienne.

J'ai décrit dans le chapitre de la fécondation, tous les signes que j'ai observés sur elle et qui m'indiquaient quarante-huit heures après l'accouplement, qu'elle était pleine.

Le 15 août, à minuit, surveillant ma chienne, ne voulant m'en rapporter à personne, j'assistai à la naissance des petits, et l'aidais, notant avec soin l'ordre des naissances, aussitôt qu'une avait lieu, pour ne pas avoir la plus légère erreur.

Le premier né, est blanc, entièrement truité de noir et de roux, avec taches de feu au-dessus des yeux, aux lèvres et aux pattes, seulement moins de noir que le premier mâle. C'était une femelle.

Le deuxième et le troisième complètement noirs, avec taches de feu au-dessus des yeux, l'extrémité des quatre pattes, marron feu et ressemblant aux formes du premier mâle.

Les quatrième et cinquième, marron foncé, comme la mère. Je quittai ma chienne à deux heures pensant que tout était terminé.

A cinq heures, elle donnait naissance à trois autres petits de poil marron clair comme le second mâle. Mon domestique m'ayant remplacé, m'a dit l'heure à laquelle étaient nés les derniers.

Il n'y a donc pas de doute, les premiers petits étaient du premier mâle, étaient les premiers fécondés et sont nés les premiers. Ce sont des expériences que chacun peut faire pour s'en convaincre.

Ces trois expériences ne laissent aucun doute sur la question de fécondation et de naissance et prouvent que le premier fécondé naît le premier. Il est doublement l'aîné, comme fécondation et naissance.

Pour la femme, la même loi doit exister, elle ne saurait faire exception, puisque nous avons vu que la nature ne variait pas.

Je crois devoir rapporter un fait qui aurait tranché la question d'une manière certaine, puisque c'était une preuve humaine, mais le résultat — bien que prévu — ne l'ayant pas fourni, va nous donner la certitude que la femme peut percevoir parfaitement le moment de sa conception.

Étant à la Martinique, je reçus la confidence suivante : Une négresse âgée de 24 ans, n'ayant pas encore eu d'enfant, vivait maritalement avec un travailleur de sa race. Elle devint enceinte.

Un Européen, surveillant de la propriété, avait des raisons — bien fondées — pour croire qu'au moment de ses couches, elle se trouverait dans l'embarras, parce que l'enfant pouvait être un mulâtre. Il me dit qu'elle lui certifiait qu'aucune crainte ne pouvait exister pour lui, attendu que ce n'était pas de ses œuvres qu'elle était enceinte. Il m'ajouta « mais la question se complique, » attendu qu'elle est jumelle. »

Je vis la femme ; elle me déclara qu'elle avait été enceinte du matin, pour son homme, et qu'elle ne l'avait pas été le soir. Vous pouvez l'avoir été de nouveau, lui dis-je, puisque vous êtes jumelle. « Non, me dit-elle, je » sais que je ne l'ai pas été une seconde fois. » Il convient d'ajouter qu'elle était au déclin de son époque ; renseignement intéressant, pour moi, et que je lui avais demandé.

Comme elle était à son dernier mois, vers le dix décembre, elle accouchait d'un enfant nègre, qui confirmait son dire.

Rapportant ce fait à un propriétaire, qui était depuis longues années aux Colonies, et avait vécu à Philadelphie, pendant l'émigration, il me dit qu'en 1804, pendant son séjour, un fait semblable s'était présenté et que la femme, qui était européenne, avait eue une grossesse gémellaire résultant de deux fécondations. La première avec son mari, la seconde, le jour même avec un nègre. Ses souvenirs ne lui permettaient pas de dire quel enfant était né le premier.

Ce fait doit être connu aux États-Unis, attendu que la femme était mariée et qu'il en résulta un très grand scandale.

Si ce travail passe sous les yeux d'un médecin de Philadelphie, et qu'il en ait eu connaissance, il pourra venir m'aider dans mes recherches et prouver que la loi du Créateur est égale pour tout ce qui vit et se reproduit dans la nature.

Ce chapitre terminé depuis longtemps et continuant toujours mes recherches, voici que, par un hasard extraordinaire, je trouve le fait suivant, rapporté dans le tome VIII, page 417 (1833), des œuvres de Buffon, rédigées par A. Richard et qui est emprunté à un ouvrage Anglais : « Lectures on muscular motion ; by M. Parsons. London, 1745, page 79).

» Une femme de Charlestown, dans la Caroline Méri-
» dionale, accoucha en 1714 de deux jumeaux qui vin-
» rent au monde tout de suite l'un après l'autre ; il se
» trouva que l'un était un enfant nègre et l'autre un
» enfant blanc, ce qui surprit beaucoup les assistants. Ce
» témoignage évident de l'infidélité de cette femme à l'é-
» gard de son mari la força d'avouer qu'un nègre, qui la
» servait, était entré dans sa chambre un jour que son
» mari venait de la quitter et de la laisser dans son lit ;
» et elle ajouta pour s'excuser, que ce nègre l'avait me-
» nacée de la tuer et qu'elle avait été contrainte de le
» satisfaire. »

Ce fait ne peut pas être le même que celui qui date de 1804, la personne étant alors à Philadelphie n'aurait pu faire confusion entre un fait récent, lui présent dans a ville et un antérieur de quatre-vingt dix ans passés dans une autre ville, Charlestown..

Tous deux prouvent que la femme peut avoir également deux fécondations différentes, ce qui n'est pas douteux pour moi, mais l'intérêt scientifique serait de savoir quel serait le premier né.

D'après mes expériences sur les chiennes, je déclare, avec conviction, que le premier fécondé naîtrait le premier, attendu que la loi établie par Dieu est la même pour tous.

CHAPITRE IX

DE LA GROSSESSE EXTRA-UTÉRINE. — ERREUR SUR SA NATURE. — SA CAUSE.

Les auteurs admettent dix variétés de grossesse extra-utérine. Je n'entreprendrai pas de discuter leur opinion, et la manière dont ils comprennent cette grossesse anormale, attendu que pour établir leur classification, ils partent d'un fait, d'autant plus faux, qu'il n'existe pas, la fécondation dans l'ovaire.

Jamais la fécondation ne s'est faite et ne pourra se faire dans l'ovaire; nous en trouvons la preuve dans la fécondation des animaux.

L'ovule est enfermé dans la vésicule, — comme tous les auteurs le reconnaissent, — elle se rompt lors de sa maturité et l'écoulement sanguin précède sa venue dans la matrice. Les physiologistes prétendent que le rapprochement sexuel produit l'excitation de l'ovule et favorise sa sortie. Cette opinion est inadmissible, et elle ne supporte pas le moindre raisonnement, attendu que, chez les jeunes filles vierges et celles qui se vouent au célibat, la vésicule, subissant la loi de la nature, se rompt, la perte sanguine se fait et l'ovule est expulsé. Il n'y a eu ni excitation ni rapprochement sexuel et le même résultat a lieu.

La même observation se fait chez les femelles que l'on ne

vent pas faire produire, et elles ont leur période de rut qui suit les mêmes phases.

L'on observe chez la chienne un phénomène physiologique très curieux, c'est la sécrétion lactée, survenant après les soixante jours qu'aurait duré la gestation, absolument comme si elle avait eu des petits et la pauvre bête est forcée de se téter pour pouvoir se soulager en vidant ses mamelles engorgées.

J'ai observé ce fait sur trois chiennes que j'ai eues et que je ne voulais pas faire produire.

Comme nous l'avons démontré, la fécondation a lieu dans la matrice, quand elle se fait dans le moment propice, c'est-à-dire lorsque l'ovule s'y trouve encore.

Pour les femelles, la nature leur indiquant le moment précis pour leur fécondation, l'on n'observe jamais de gestation extra-utérine, attendu qu'elles n'acceptent plus le mâle après cette période.

Chez la femme cette grossesse, qui est extrêmement rare, s'observe néanmoins et les dénominations faites, d'après la position qu'elle occupe, vont nous permettre de les expliquer.

La cause est très simple et facile à comprendre, c'est que le rapprochement sexuel n'ayant pas eu lieu au moment voulu, la fécondation s'est faite alors que l'ovule, étant sorti de la matrice, se trouvait dans le vagin.

Par l'acte, l'ovule a été refoulé dans un point quelconque de la cavité vaginale, soit en arrière, sur les côtés, ou sur la face antérieure de l'utérus. Là où il se trouve, le sperme vient le féconder et le fixer sur la paroi avec laquelle il est en contact. Il se développe aux dépens des parties voisines et refoule l'utérus du côté opposé à son point d'attache et selon le point de sa greffe, la grossesse extra-utérine a eu une dénomination particulière, comme l'indique les variétés fantaisistes qui ont été établies.

A mon avis, c'est la seule explication que l'on puisse

donner, attendu que l'on ne saurait admettre que l'ovule aurait pu dévier de sa route.

Quelle serait la cause qui aurait produit cet effet? Si l'on veut admettre que cela a eu lieu, l'oviducte serait alors rompu et par suite de quelle cause? En outre comment la fécondation aurait-elle pu se faire puisque l'ovule n'a pu se trouver en contact avec le sperme? La fécondation artificielle des œufs des poissons nous fournit une preuve pour soutenir notre manière de comprendre cette fécondation chez la femme.

Bien que les œufs ne soient plus dans le ventre de la femelle, la laite, dès qu'elle se trouve en contact avec eux, les féconde. Pour l'œuf humain il en serait de même et c'est si probable que le sperme trouvant l'ovule dans le vagin l'y féconde.

Les auteurs sont d'avis que pour ces grossesses il faut avoir recours à l'opération. Je ne partage pas cette opinion. Je l'admettrais si, par elle, l'on pouvait sauver la mère, mais, malheureusement, le résultat presque toujours constant est sa mort. Dans ce cas il est plus sage et surtout plus profitable pour la mère de laisser la nature agir comme elle le voudra. La femme n'aurait, alors, qu'une chance de mort, tandis que, par l'opération, elle en a deux. Les accoucheurs ne devraient jamais perdre de vue ce fait positif, c'est que l'accouchement est un acte naturel ; qu'il a et peut avoir lieu sans le secours de personne et que — règle générale — dans ces circonstances, il n'y a jamais d'accidents pour la mère. Que la conduite la plus sage, la plus logique est de laisser la nature agir à son temps, sans vouloir la contraindre à dévancer son heure, par suite d'une intervention qui, le plus souvent, pour ne pas dire toujours, est nuisible et mortelle pour la mère e pour l'enfant.

Les cas de grossesse extra-utérine, étant la très grande exception il vaut mieux la laisser suivre son cours, la femme ne s'en trouvera pas plus mal et je dirai qu'elle s'en trouvera mieux.

Au surplus, lorsque le terme de la grossesse arrivera les membranes de l'ovule se déchireront tout comme cela a lieu dans la grossesse naturelle, attendu qu'une de ses faces se trouve dans la cavité vaginale, et que ce sera surtout par ce point que la déchirure se fera et l'accouchement aura lieu par le vagin comme pour les autres accouchements. Tandis que lorsque l'accoucheur veut intervenir il faut une opération et même par l'anus, la conséquence est presque constamment la mort de la mère.

Voici au surplus une observation qui m'a été communiquée, je la cite parce que, comme fait exceptionnel, la mère a survécu.

Une jeune femme d'une santé délicate devint enceinte peu de temps après son mariage. La grossesse était pénible et après plusieurs mois elle s'aperçut qu'un écoulement aqueux avait lieu par l'intestin. La grossesse extra-utérine fut reconnue et l'accoucheur procéda à l'extraction par l'anus. Comme il est facile de le comprendre les déchirures furent très graves, il y eut communication entre le vagin et l'intestin.

Je me demande si, au lieu de procéder par l'anus, il n'aurait pas été plus utile d'opérer directement par le vagin malgré qu'il y eut déjà communication, par fissure, établie avec l'intestin ?

D'après ma manière d'expliquer la grossesse extra-utérine, l'accoucheur arrivait directement, par le vagin, sur les enveloppes malgré que, par son développement, l'œuf fécondé avait refoulé et déplacé la matrice et les autres organes.

J'expliquerais la communication avec l'intestin, par suite de la distension forcée de la paroi recto-vaginale, qui se serait déchirée et les enveloppes de l'œuf, se trouvant en contact avec l'intestin, ont dû y déterminer une inflammation qui a fini par établir cette communication dont les preuves se sont manifestées par l'écoulement qui a eu lieu par l'anus.

Même dans ce cas n'aurait-il pas été préférable d'attaquer par l'ouverture naturelle, le vagin? Me trouvant en présence d'un cas aussi anormal que celui d'une grossesse extra-utérine, je n'hésiterais pas, persuadé que j'agirais plus sagement et d'une manière moins défavorable pour la femme.

Ceci n'est qu'une opinion basée d'après ma manière d'établir comment la fécondation a été faite.

Le travail terminé je trouve une observation de grossesse extra-utérine, publiée dans *La Semaine Médicale* du 27 janvier 1886.

Elle vient prouver que l'opinion que j'ai émise pour la grossesse extra-utérine par la fécondation de l'ovule dans le vagin est parfaitement exacte ; la voici :

« La parotomie dans un cas de grossesse extra-utérine. » « M. le docteur Savage, chirurgien à l'infirmerie de
» Kidderminster (Londres), pratiqua cette opération sur
» une femme, mère de deux enfants, qui avait souffert,
» depuis son dernier accouchement, de douleurs dans la
» fosse iliaque gauche. Peu à peu elle avait vu apparaître
» une tuméfaction qui avait envahi graduellement le côté
» droit ; on sentait à la partie inférieure de l'abdomen
» une masse fluctuante et douloureuse au toucher ; l'uté-
» rus était attiré en haut.

» Après avoir ouvert la cavité abdominale, M. Savage
» en retira un fœtus de cinq mois ; il n'enleva pas le pla-
» centa, mais le décolla accidentellement en partie, de
» sorte que l'hémorragie fut assez abondante. On sutura
» la paroi de la poche aux bords de l'incision et pansa la
» plaie avec du coton sec. Deux mois après la guérison
» était complète et l'opérée quittait l'hôpital. »

Cette observation prouve que la fécondation de l'ovule

a été faite dans le vagin, après sa sortie de l'utérus et qu'il s'y est développé, — en dehors de l'utérus — dans la fosse iliaque gauche ; que son développement augmentant le côté droit se trouva également envahi et l'utérus refoulé en haut.

C'est donc la preuve que là où la liqueur séminale rencontre ou se trouve en contact avec l'ovule elle le féconde, le fixe et il se développe. Dans ce cas la semence de l'homme agit comme la laite sur les œufs de poisson qui sont délayés dans un aquarium pour la pisciculture.

Nous voyons en outre, « que le chirurgien n'ayant pas » enlevé le placenta, mais l'ayant décollé *accidentellement* » *en partie*, une hémorragie assez abondante s'ensuivit. »

Ce qui vient confirmer mon explication pour les deux hémorragies que j'ai observées sur la même femme à sa troisième et à sa sixième couche, comme j'en donne l'observation (page 105) et que j'ai attribué au déplacement partiel du placenta.

Les faits viennent donc, mon travail terminé, confirmer tout ce que j'ai établi.

Comme aussi pour cette observation que je cite si l'opération n'avait pas été pratiquée l'accouchement se serait fait par le vagin tout comme dans les accouchements naturels.

Par le toucher vaginal le chirurgien aurait constaté la présence de la tumeur et senti les mouvements du fœtus, qui était vivant, et très vivant, ce qui le prouve, c'est l'hémorragie qui a eu lieu. S'il eut été mort, il n'y avait plus d'hémorragie possible, la circulation fœtale et placentaire n'existant plus.

CHAPITRE X

DES INDISPOSITIONS PENDANT LA GROSSESSE. — VOMISSEMENTS. — PERTES OU MENACES DE FAUSSES COUCHES. — RHUMATISME UTÉRIN. — CONSTIPATION.

Nous avons à étudier les accidents morbides qui surviennent pendant la grossesse et la compliquent, et à indiquer les moyens de les combattre :

1° Les vomissements, surtout ceux dénommés incoërcibles ;

2° Les pertes ou menaces de fausse couche ;

3° Les douleurs abdominales appelées rhumatisme utérin ;

4° La constipation.

Nous nous occuperons ensuite des accidents qui surviennent après l'accouchement.

1° Des vomissements

Chez quelques femmes, aussitôt que les rapports sexuels ont eu lieu, par suite d'un effet nerveux, un vomissement peut se produire immédiatement. Ce symptôme leur indique d'une manière certaine qu'il y a conception.

Plus tard, le développement que subit l'utérus, par suite de la grossesse, produit un changement dans la cavité abdominale, la circulation intestinale n'a plus lieu aussi librement. L'estomac se trouve comprimé ainsi que la vésicule biliaire, et la bile, au lieu de s'épancher dans l'intestin, qui est obstrué, afflue dans l'estomac. Comme dans l'état normal il n'en contient jamais, aussitôt qu'elle y pénètre elle provoque les vomissements.

S'ils ne sont pas combattus, ils deviennent de jour en

jour plus fréquents, attendu que les efforts qu'ils déterminent y font affluer une plus grande quantité de bile, et tout ce que la femme peut ingérer, liquides ou solides, est immédiatement rejeté. L'estomac ne remplissant pas sa fonction, l'alimentation ne peut se faire. La circulation intestinale n'ayant plus lieu, il résulte une constipation qui devient opiniâtre. Cet état général augmente encore les vomissements, qui, résistant à toute médication, sont alors dits : incoërcibles.

Tous les moyens employés pour les combattre, n'attaquant pas directement la cause qui les produit, échouent et souvent, pour conserver la mère, est-on obligé de recourir à un moyen extrême : l'avortement.

La première indication qu'il importe au praticien de rechercher — dans toutes les maladies sans exception.— c'est de remonter à la cause qui les produit et non de combattre les symptômes qui s'observent et qui en dépendent.

Dans ce cas, le symptôme — vomissement — est pris pour la maladie et est combattu par tous les médicaments qui ne tendent qu'à un but : stupéfier l'estomac. Cette médication n'agissant pas *contre la cause*, ne peut l'enlever et les effets persistent.

L'unique cause qui produit le vomissement dans la grossesse est la présence de la bile dans l'estomac.

Dans l'état normal elle s'écoule dans l'intestin et n'y remonte jamais sans manifester sa présence par le bouleversement qu'elle occasionne. Aussitôt qu'elle y arrive, le vomissement est provoqué. Les efforts qu'il détermine l'y attirent en plus grande quantité. Le mouvement péristaltique de l'intestin n'a plus lieu de la manière naturelle et se fait inversement par en haut. L'intestin ne fonctionnant plus, la constipation a lieu et les vomissements deviennent plus fréquents. Cet état ne s'observe pas seulement dans la grossesse, mais aussi chez les personnes qui, n'ayant pas l'habitude de voyager sur mer, surtout à bord des bâtiments à voile, sont sujettes aux mêmes vomissements ; comme également chez les malades qui sont réputés atteints d'affection chronique de l'estomac, voire même ulcération et cancer.

Ce ne sont ni les opiacés, ni la glace, ni les injections hypodermiques de morphine ou encore la pepsine et tous les moyens extérieurs, appliqués sur l'estomac, qui peuvent les combattre et les faire cesser, puisqu'ils ne s'adressent pas à la cause qui les produit.

Il n'y a qu'à agir contre l'unique cause, qui est la bile, provoquer son expulsion par les vomitifs et agir après sur l'intestin au moyen des purgatifs.

Par cette médication, l'estomac se trouve dégagé, l'intestin est libre, l'appétit se réveille et la malade s'alimente. Les vomissements cessent parce que la bile, au lieu de refluer vers l'estomac, prend son cours naturel par l'intestin qui, lui aussi, reprend ses fonctions. Si par hasard le vomissement se reproduisait après un arrêt plus ou moins long, il n'y aurait qu'à le combattre de la même manière.

Ce traitement m'a réussi nombre de fois et jamais je n'ai eu d'insuccès, non seulement contre les vomissements dépendant de la grossesse, mais contre ceux provoqués par le mal de mer ou par un état soi-disant chronique de l'estomac, réputé « cancer ».

Dans l'ouvrage que j'ai publié sur le choléra (p. 300, 1868) je mentionne l'action de cette médication contre les vomissements cholériques et ceux dont je viens de parler, comme aussi dans le travail que j'ai publié : « Recherches sur la mort du comte de Chambord ». — Du cancer de l'estomac, Erreur de diagnostic. Observations confirmant le traitement (1884).

2° Des pertes ou menaces de fausse couche

Bien que la conception existe, l'époque menstruelle peut

néanmoins reparaître pendant les premiers mois, à la période habituelle.

J'ai déjà indiqué les signes qui sont fournis par la coloration du sang.

S'il est rouge vif, c'est une menace de fausse couche. S'il est noir, c'est le retour périodique de l'époque.

Nous n'avons qu'à nous occuper du premier cas, qui est l'indice d'un accident.

Aussitôt qu'une grossesse est supposée, si le sang apparaît avec la coloration rouge vif, le repos au lit doit être prescrit, et, selon la force de l'hémorragie, faire boire de suite une eau sucrée fortement vinaigrée (une ou deux cuillerées à bouche de vinaigre, selon sa force, pour un verre d'eau sucrée, qui sera bu en trois fois, à intervalles d'un quart d'heure), et prescrire ensuite la limonade sulfurique du codex (2 gram. alcool sulfurique, pour un litre d'eau ; sirop de sucre quantité suffisante), à prendre un tiers de verre toutes les heures.

Si j'emploie le vinaigre au début, c'est qu'il se trouve toujours sous la main et que l'on ne perd pas de temps à attendre la limonade sulfurique, qu'il faut aller chercher chez le pharmacien.

L'observation suivante le prouve : Une blanchisseuse, enceinte de sept mois, ayant soulevé un baquet plein d'eau, fut immédiatement prise d'une violente hémorragie. Avant mon arrivée, elle avait perdu beaucoup de sang.

Pour n'éprouver aucun retard, j'employai l'eau vinaigrée avant d'avoir la limonade sulfurique, et par ce moyen l'hémorragie fut arrêtée. Le lendemain, la mère percevait les mouvements de l'enfant, qu'elle n'avait pas sentis depuis l'accident. Le repos fut maintenu pendant plusieurs jours, et la limonade continuée pendant deux jours. La grossesse suivit heureusement son cours.

Je ne juge pas nécessaire de reproduire tous les cas que j'ai observés, mais je déclare que je n'ai eu toujours qu'à me féliciter d'avoir employé ces moyens, et j'invite tous les praticiens à agir de même pour s'en convaincre. Ils pourront, aux chapitres qui traitent de l'hémorragie et de la péritonite puerpérale, en trouver les preuves par les observations citées.

3° Du rhumatisme utérin. — Erreur sur sa nature. — De la constipation

Dans les trois derniers mois de la grossesse, rarement avant, l'on observe fréquemment dans la cavité abdominale des douleurs plus ou moins vives qui se déclarent, sans cause appréciable, permettant d'établir un diagnostic ; elles sont alors attribuées à un état rhumatismal, d'où la dénomination de *rhumatisme utérin*.

Je ne puis comprendre comment les praticiens ont pu, sur un diagnostic erroné, établi par des médecins Allemands, y ajouter foi sans chercher à remonter à la cause qui produit ces symptômes.

Ils ne se sont pas demandés comment un rhumatisme pouvait atteindre l'utérus, alors surtout que la femme ni ses ascendants n'en ont jamais eu (j'admets ici, par complaisance, l'hérédité), et que cette même femme, hors l'état de grossesse, n'en éprouvera jamais plus les symptômes. Comment peut-elle, n'ayant jamais eu de rhumatisme, depuis son enfance, en ressentir une première atteinte trois mois avant le terme de sa grossesse, non pas dans les articulations, mais dans l'abdomen ? Et, phénomène curieux, ce rhumatisme utérin sera sans état fébrile ni état saburral de la langue. Il fera sentir sa douleur tantôt d'un côté, tantôt de l'autre, en arrière et pas en avant. Et remarquons bien ce fait caractéristique qu'il ne se traduira pas ailleurs, mais se limitera dans toute la région occupée par l'utérus.

Aucun praticien — (du moins les auteurs qui ont traité

la question d'accouchement, n'en parlent pas), — n'a recherché la cause qui produisait ces douleurs et s'est contenté de l'opinion acceptée : « rhumatisme utérin. »

Je déclare que ce prétendu rhumatisme utérin n'existe pas et n'a jamais existé. Que les médecins Allemands ont attribué ces symptômes, dont ils n'ont pas su reconnaître la cause, ce qui pourtant était facile, à une maladie qui n'existait pas, pour en créer une nouvelle. Erreur que tous les auteurs ont admis avec confiance dans leurs ouvrages (Cazeaux, p. 689 ; Stoltz, Dezeimeris. Salathé, Radamel),

Qu'observons-nous, en effet, dans cet état ? Une femme arrivée au septième ou huitième mois de sa grossesse ressent, sans cause appréciable, dans un point de l'abdomen, une douleur subite, soit sourde ou aiguë, s'augmentant au point de provoquer des symptômes presque semblables à ceux qui précèdent l'accouchement, allant même à empêcher tout mouvement et s'augmentant par la respiration.

Après des arrêts plus ou moins longs, cette douleur se fera sentir dans les hypochondres, dans les fosses iliaques, à la région épigastrique et hypogastrique et provoquera soit un ténesme vésical ou rectal et fera même redouter un accouchement prématuré.

Mais est-ce là la marche et les signes du rhumatisme ?

Cette douleur qui change de place et frappe l'utérus seul, soit sur sa surface postérieure ou sa circonférence, sans agir sur sa face abdominale, à quelle cause doit-on l'attribuer ?

J'ai dit que le rhumatisme n'y était pour rien, je vais le prouver.

Si c'était un rhumatisme, pourrait-il, en moins de vingt-quatre heures, disparaître complètement et permettre à la femme de se lever, de marcher et de ne plus éprouver la moindre souffrance ?

Ceci est inadmissible, alors qu'il dure depuis plusieurs

jours et que les douleurs forcent la femme à garder le lit et l'immobilité, sans pouvoir même supporter le poids de ses couvertures sur l'abdomen.

La cause qui produit tous ces symptômes ne provient que du fait de la constipation. Les intestins, gênés par le développement de l'utérus, sont refoulés à droite et à gauche et en arrière ; la circulation des matières intestinales ne se fait plus librement ; des noyaux de matières anciennes s'accumulent dans les circonvolutions de l'intestin, et quand ils sont forcés de se déplacer, leur volume et leur dureté provoquent toutes les vives douleurs qui sont ressenties tantôt sur un point, tantôt sur un autre ; et elles proviennent également des gaz qui sont comprimés dans les intervalles des matières intestinales. L'utérus, gêné et endolori par la compression qu'il éprouve, subit une sorte de travail qui a été pris pour une menace d'accouchement prématuré.

Cette cause est la seule vraie et réelle, attendu qu'au moyen d'un lavement purgatif la femme éprouvera aussitôt l'évacuation, un grand soulagement, et une purgation, donnée peu après, la débarrassera de toutes ses douleurs. Elle pourra ensuite se lever, marcher, agir sans la moindre souffrance, et le fameux « rhumatisme utérin » ne se reproduira plus, l'intestin étant débarrassé des gaz et des matières intestinales.

Ceci n'est pas une théorie, c'est un fait qui trouve sa confirmation dans l'expulsion des matières fécales qui, par leur dureté et leur volume, deviennent les pièces et preuves de conviction.

Parmi les faits que j'ai observés depuis que j'exerce la médecine, je n'en citerai que deux, l'un que j'ai observé chez une de mes clientes, l'autre que je tiens d'un confrère qui a bien voulu suivre ma manière de traiter cette affection.

En janvier 1879, une jeune femme, primipare, enceinte

de sept mois, était atteinte de tous les symptômes établissant le rhumatisme utérin.

Elle habite la province, son médecin m'écrivit et me donna tous les renseignements les plus minutieux sur son état. Elle gardait le lit et, malgré tous les moyens employés, il n'y avait aucune amélioration et un accouchement prématuré était à craindre.

Au reçu de sa lettre, je lui répondis que je le priais de suspendre tout traitement et de vouloir bien faire celui que je lui indiquais, à savoir : donner, aussitôt la réception de ma lettre, un lavement purgatif, et le lendemain, une purgation.

Craignant avec juste raison que mon confrère ne voulût pas assumer sur sa responsabilité le traitement que je le priais de faire, j'écrivis directement à ma cliente d'avoir à suivre mes conseils, — sans même attendre l'arrivée de son médecin, et d'agir de suite, comme je le lui prescrivais.

Elle se conforma à ma prescription. Le lavement purgatif lui occasionna des coliques et provoqua une abondante évacuation de matières durcies. Les douleurs diminuèrent ; la nuit fut calme, elle put dormir (le lavement avait été pris le soir). Le lendemain, une purgation fut donnée et produisit plusieurs évacuations contenant des matières anciennes et très dures.

Le jour même, après l'effet de la purgation, elle se leva, n'éprouvant plus aucune douleur. Et il y avait plusieurs jours qu'elle gardait le lit. Les couches eurent lieu le 12 mars, sans qu'aucun symptôme n'apparût de nouveau.

Tandis que je me trouvais près de cette jeune femme, pour ses couches, mon confrère m'apprit qu'il avait été appelé, par deux de ses confrères, pour un cas identique à celui de cette jeune femme, et dans lequel on redoutait un accouchement prématuré, vu la continuité et l'acuité des douleurs, bien que la grossesse ne fût point à terme.

Après leur avoir fait part du résultat qu'il avait constaté chez cette jeune dame, il conseilla la même médication qui amena la cessation de toutes les douleurs, par suite du dégagement de l'intestin.

Dernièrement, j'ai été appelé à Paris, près d'une jeune femme ; il n'y avait pas de grossesse. Elle éprouvait des douleurs aiguës, intolérables au côté gauche de l'abdomen. Les lavements purgatifs ne produisaient que peu d'effets. Une purgation n'avait produit que des selles liquides. Les douleurs cessèrent pendant trois jours et reparurent ensuite plus fortes, au côté gauche, en arrière et en bas.

Je persistais, malgré l'avis contraire d'un confrère, à les attribuer à un amas de matières durcies. Un vésicatoire fut prescrit et appliqué sur le point douloureux. Il ne produisit aucun soulagement. Il en fut de même pour tous les calmants employés. Une nuit, les douleurs étant plus vives, je fus appelé. J'eus recours de nouveau aux lavements purgatifs ; ils provoquèrent l'expulsion d'un énorme morceau de matière très dure, qui produisit une syncope par la vive douleur qu'il occasionna pour sa sortie. A partir de ce moment, les douleurs cessèrent.

Si cette jeune femme eût été enceinte, nul doute que cet état eût été attribué à un rhumatisme utérin.

De ce qui précède, je suis amené à conclure :

1° Que le rhumatisme utérin n'existe pas ;

2° Que les douleurs que la femme éprouve dans l'abdomen pendant les derniers mois de la grossesse ne proviennent uniquement que de la constipation, conséquence de sa position, et que le déplacement forcé des matières intestinales, durcies par leur long séjour, comprimant les gaz intestinaux, provoquent ces vives douleurs, ressenties, tantôt à droite ou à gauche, tantôt à la partie supérieure de l'utérus ou à sa partie postérieure et jamais en avant, attendu que l'intestin ne se trouve pas entre le corps de l'utérus et la paroi abdominale ;

3° Que la preuve irrécusable en est donnée par le traitement qui, rendant l'intestin libre par l'expulsion des matières anciennes qui y étaient accumulées et par la sortie des gaz, fait immédiatement cesser tous les symptômes douloureux ;

4° Qu'il importe par-dessus tout de dégager les intestins dans l'état de grossesse, attendu que le développement de l'utérus les comprime et gêne leur fonction, qui ne se fait que d'une manière incomplète ;

5° Qu'une seule médication doit être employée, à savoir : les lavements purgatifs et les purgations ;

5° Qu'il n'y a jamais d'accidents à redouter de ce traitement, qui m'a toujours réussi.

CHAPITRE XI

DE L'ACCOUCHEMENT. — HÉMORRAGIE PUERPÉRALE. — SES CAUSES. — SON TRAITEMENT.

Nous nous sommes demandé, après avoir parcouru la momenclature de toutes les maladies que la science médicale admet comme conséquence de la grossesse, comment il pouvait se faire que, pour la femme seule, le fait de la reproduction, pour lequel elle est destinée, de par le Créateur, fut une cause déterminante de maladie ?

Comment cette fonction, qui est la plus naturelle, peut-elle, dans certains cas, devenir une maladie, le plus souvent mortelle, alors qu'elle remplit sa mission ? Nous ne pouvons admettre une pareille exception, à son détriment. La grossesse est une fonction naturelle. L'accouchement en est la conséquence. Ce n'est pas une maladie et il ne peut en devenir une, sauf par accident.

Pour nous en convaincre, nous n'avons qu'à observer,

dans la nature, quels sont les accidents que cette fonction occasionne, d'abord dans l'espèce animale et ensuite dans l'espèce humaine.

Dans l'espèce animale, il ne s'en observe que lorsque, dans les campagnes, les cultivateurs veulent s'employer à faire vêler la vache, en tirant sur les jambes du petit, aussitôt qu'elles se présentent, prétendant, d'après leur ignorance, que, sans leurs concours, elle ne pourrait mettre bas. Mais pour les juments et les autres femelles, ils n'interviennent pas et la naissance des petits a lieu sans accident pour la mère.

Nous allons retrouver l'observation des mêmes faits chez les peuplades non civilisées, vivant à l'état sauvage; par eux, nous aurons la preuve que la femme n'a besoin du secours de personne et se suffit à elle-même. Ce fait, tout extraordinaire qu'il paraisse, s'observe également dans les pays les plus civilisés, non seulement dans les campagnes, mais aussi dans les villes.

Nous n'avons pas besoin d'aller dans les tribus des peuplades non civilisées, pour étudier l'accouchement de la femme. Par l'immigration de la race Africaine, dans nos colonies des Antilles, nous allons savoir comment la femme Africaine procède.

Voici ce qui nous est écrit de la Martinique par un propriétaire à la date du 2 janvier 1881.

« En réponse à votre demande, je vous dirai que, parmi
» mes immigrants Africains, j'ai été frappé du fait suivant.
» Une jeune Africaine était enceinte. Arrivée au terme
» de sa grossesse un jour on ne la voit plus sur la propriété
» et nul ne savait ce qu'elle était devenue, quand, quelques
» jours après, elle revenait avec son enfant dans les bras,
» et lui coupait le nombril.

» Elle a eu cinq grossesses et à toujours agi de la même
» manière. Dans sa tribu les femmes se cachent pour accoucher et n'ont besoin d'aucune aide.

Nous avons vu, aux colonies, des femmes de couleur agir de la même manière.

En France ne cite-t-on pas des cas semblables, où la femme, prise des douleurs de l'enfantement accouche au milieu des champs, se délivre et rapporte l'enfant dans sa jupe. Dans les grandes villes, surtout à Paris, ne voit-on pas chaque année, des jeunes filles-mères accoucher seules, et croyant cacher leur position se lever et continuer leurs occupations ?

Il n'y a pas à prétendre qu'il n'y a que les femmes presqu'à l'état de nature, ou celles attachées aux rudes travaux des champs, qui peuvent, sans danger accoucher seules et agir sans crainte d'accidents, puisque nous voyons que les mêmes faits ont lieu par des personnes habitant les villes et n'étant assujetties à aucun travail fatigant.

C'est donc la preuve que, dans l'état sauvage, comme dans l'état civilisé, cette même fonction de la nature, l'accouchement, est un acte parfaitement naturel et non une maladie, ni cause de maladie.

Qu'observons-nous, pour les femmes de la société ; lorsque le travail de l'accouchement a lieu, que les douleurs se rapprochent et deviennent plus fortes, très souvent elles se suspendent, et, à ce moment, la femme éprouve un besoin de sommeil. Ce calme, ce répit, que la nature lui donne, par cet arrêt de ses douleurs, est pour la reposer de celles qu'elle a déjà supportées et lui fournir les forces nécessaires pour terminer l'accouchement, comme aussi pour laisser les organes se préparer pour la sortie de l'enfant. Chez les animaux ce travail s'observe d'une manière très régulière et très instructive.

Malheureusement l'on ne veut pas souvent comprendre ce bienfait de la nature et au lieu de laisser l'accouchement suivre sa marche régulière et naturelle, l'on déclare que, les douleurs ne se faisant plus sentir, c'est l'indice que le travail est suspendu, que l'accouchement ne pourra pas se faire et qu'il faut venir au secours de la mère, sans cela, la vie de l'enfant est en danger.

Vite, il faut employer le forceps et que, par lui, l'enfant soit extrait du sein de la mère.

L'habileté des accoucheurs est grande, mais elle ne peut, le plus souvent, empêcher les blessures ou déformations qui surviennent, par la compression du forceps, sur la tête de l'enfant et qui sont cause des désordres cérébraux qui s'observent plus tard, quand l'enfant ne succombe pas et surtout les accidents, comme déchirures et autres, pour la mère, par suite des tractions, pour opérer la sortie forcée et violente de l'enfant, alors que le travail préparatoire des parties externes n'a pas encore eu lieu.

Combien y a-t-il de femmes qui sont condamnées à garder le lit ou la chaise longue pendant plusieurs mois, sans pouvoir ni marcher, ni se tenir debout? Elles sont pourtant parfaitement constituées.

De ce qui précède, il résulte que l'accouchement étant la conséquence d'une des fonctions les plus naturelles et la plus fondamentale de la nature, — la reproduction — ne peut être une cause de maladie pour la mère, et que, dans tous les cas, sauf ceux de difformité, le médecin doit laisser agir la nature, sans vouloir s'y substituer, ce qui est quelquefois au détriment de la mère et de l'enfant.

Nous allons nous occuper de l'hémorragie, ses causes et des moyens pour l'éviter et la combattre.

Nous avons dit que l'accouchement étant un des actes les plus naturels de la création, il ne devait entraîner, en général, aucun danger pour la mère. Pour les animaux, c'est la règle générale, en tant que les hommes ne leur apportent pas leur concours. Pour la femme, il y a un accident grave qui peut se présenter, après l'accouchement, c'est l'hémorragie. Si nous n'observons pas le même accident chez les animaux, c'est qu'ils sont, nous dirons, plus favorisés que la femme, attendu que, leurs petits se présentant par les pieds, la poche des eaux est percée aussitôt le commencement du travail et aucune traction n'a lieu sur le placenta. Nous verrons plus tard le bénéfice de cette action. Tandis que chez la femme la règle générale est que c'est la tête de l'enfant qui se présente la première et que la poche des eaux ne se rompt que par suite d'une forte pression.

L'hémorragie, qui survient après l'accouchement, a lieu de deux manières: 1° par le cordon ombilical quand il n'a pas été lié avant la section, 2° par la surface placentaire de l'utérus.

1° Nous n'avons pas à répéter ce que nous avons déjà dit, de la grave faute que l'on commet en faisant la section du cordon, sans y mettre une double ligature pour empêcher l'hémorragie, soit du côté de la mère ou de l'enfant.

Cette précaution donne un résultat immense, c'est que la femme, ne perdant presque pas de sang est, après ses couches, aussi fraîche et colorée qu'avant et, n'ayant pas été affaiblie par la perte de sang, conserve toutes ses forces; peut se lever, le troisième jour, sur une chaise longue et marcher dans sa chambre dès le cinquième, sans avoir à redouter aucune douleur ni souffrance, et sans éprouver la moindre défaillance. Il n'y a pas à prétendre que c'est plus tard que l'on observera les conséquences funestes de cette conduite naturelle. Après trente-huit années de pratique, nous n'en avons jamais observé un cas ; tandis que, journellement, nous voyons nombre de jeunes femmes être forcées de garder la position horizontale, par suite des douleurs qu'elles éprouvent dans les organes de la génération, et pourtant aucune d'elles n'a reçu les soins que nous indiquons, tandis qu'au contraire, toutes les précautions ont été prises pour leur faire garder le lit pendant au moins vingt jours, avant de se mettre sur la chaise longue.

Nous ne parlons que de celles pour lesquelles le forceps n'a pas été employé, attendu que pour les autres le repos forcé peut durer souvent plusieurs mois, par suite des désordres occasionnés.

2° De l'hémorragie placentaire par décollement.

Nous avons expliqué l'utilité de la double ligature, puisqu'elle empêche toute hémorragie par l'extrémité placentaire du cordon, nous allons démontrer le service que cette ligature rend dans l'hémorragie par suite du décollement prématuré du placenta.

Les auteurs admettent qu'il y a des adhérences vicieuses ou anormales du placenta, sur la surface de l'utérus et qu'elles occasionnent des hémorragies. Nous n'entreprendrons pas de démontrer qu'il n'y en a pas, bien que cela nous serait plus facile de prouver que cette opinion est erronnée, qu'aux auteurs qui l'admettent, de l'établir. Il n'y a qu'à se rappeler l'état de la cavité utérine lorsque l'ovule y arrive et est fécondé. Il ne peut s'adapter au pourtour du col, puisqu'il est allongé et que l'ovule, à sa sortie des oviductes, aussitôt fécondé, se fixe sur la surface utérine.

Le placenta ne peut donc pas correspondre au pourtour du col, à aucun moment de la grossesse et ce qui le prouve c'est que lors du travail de l'accouchement, par le toucher, l'on reconnaît la position de l'enfant; la dilatation du col permet de constater qu'aucun corps étranger ne s'interpose entre le doigt et la tête. Le doigt peut en outre glisser sur tout le pourtour entre le col et la tête, sans rencontrer le moindre obstacle. Le placenta ne s'y trouve donc pas implanté.

N'insistons pas sur cette opinion, occupons-nous du fait qui a lieu, de l'hémorragie qui survient après une couche naturelle et facile, n'ayant nécessité aucune intervention de la part de l'accoucheur, et qui, néanmoins, peut être foudroyante.

Cette hémorragie ne provient que d'une seule cause, le

décollement partiel du placenta, avant la sortie de l'enfant et occasionne un écoulement de sang, sur toute la surface qui est décollée, alors que la circulation continue à fournir le sang nécessaire à tout le placenta.

Ce sang épanché ne peut s'écouler au dehors puisque la poche des eaux et la tête de l'enfant compriment toutes les surfaces près du col. En outre, le décollement du placenta peut avoir lieu de deux manières, soit sur son pourtour, soit dans sa partie centrale, les bords toujours adhérents.

Dans ces deux cas, l'hémorragie ne se traduit pas de la même manière et sa gravité est différente, comme nous allons l'expliquer.

1° Lorsque le décollement du placenta a eu lieu sur un point de sa surface, les bords restant adhérents, l'accouchement ayant lieu, l'hémorragie ne se produit pas, *si on a eu le soin de mettre une double ligature sur le cordon, avant sa section.* Accident qui peut survenir comme Cazeaux en rapporte un fait, que j'ai cité (page 70).

L'explication en est simple, la section du cordon ayant eu lieu, après la ligature, le sang ne peut s'écouler par l'extrémité placentaire du cordon et afflue dans le placenta. Trouvant, par suite du décollement, deux surfaces libres, il s'épanche et détache le placenta de l'utérus qui tend naturellement à revenir sur lui-même.

S'il n'y avait pas de ligature sur le cordon, l'hémorragie aurait lieu par son extrémité et pourrait être grave, comme nous en avons déjà cité un fait. Avant l'expulsion du placenta, le col étant obstrué par sa présence et par la rétraction de l'utérus, empêche l'écoulement de sang, mais aussitôt qu'il est expulsé, le sang s'écoule et avec lui tous les caillots qui se sont formés au début de l'hémorragie produite par le décollement partiel et prématuré du placenta.

Cette coagulation indique qu'ils ont été formés avant son complet décollement.

Nous citerons deux observations qui démontrent parfaitement l'explication de ce fait, ainsi que celui que nous allons décrire. Ils ont été observés par nous sur la même femme à ses troisième et sixième accouchement.

2° Lorsque le décollement du placenta a lieu sur un point, plus ou moins étendu de sa circonférence, l'hémorragie se produisant, par les deux surfaces, le sang ne peut être retenu entre elles, comme dans le cas précédent, et s'épanche entre la membrane et la face interne de l'utérus.

Il ne peut encore paraître au dehors parce que le travail de l'accouchement presse la poche des eaux et la tête de l'enfant sur le col, mais aussitôt que, la naissance a eu lieu, tout le sang déjà épanché et non coagulé, ne trouvant plus d'obstacle, s'écoule au dehors et produit immédiatement une hémorragie foudroyante, *bien qu'une ligature ait été placée sur le cordon et que son extrémité n'en laisse pas échapper une goutte.* En moins d'un quart d'heure, la femme est à l'agonie.

Il faut donc rechercher la raison pour laquelle, dans le premier cas, il y a hémorragie, *après l'expulsion du placenta, avec de gros caillots,* tandis que, dans le second cas, l'hémorragie *se traduit immédiatement après la sortie de l'enfant, sans le moindre caillot et avant l'expulsion du placenta, qui est encore adhérent partiellement.*

Ce qui prouve que l'explication que nous avons donnée est vraie, à savoir : que dans le décollement du placenta sur la surface, les bords étant adhérents, l'hémorragie ne se traduit qu'après l'expulsion du placenta avec des caillots.

Que lorsque le décollement a lieu sur ses bords, l'hémorragie se traduit aussitôt la naissance de l'enfant, est foudroyante et sans formation de caillots.

L'expulsion du placenta ne peut se faire parce que l'hémorragie externe empêche son décollement complet de l'utérus.

Nous allons rechercher la cause de ces deux formes de décollement que nous avons observées aux troisième et sixième accouchements d'une de nos clientes.

Pour les deux premières couches, comme pour les quatrième et cinquième, la poche des eaux se rompit pendant le travail; pour les troisième et sixième, cette rupture n'eut lieu qu'à la sortie de la tête; pour la troisième l'enfant est né coiffé.

Nous fûmes surpris au troisième accouchement de la quantité de sang et de caillots qui s'épanchèrent après l'expulsion du placenta.

Comme nous l'avons dit, elle avait eu lieu naturellement aucune traction n'avait été faite sur le cordon.

L'utilité de la double ligature était parfaitement démontrée; mais nous ne pouvions nous expliquer cette hémorragie et surtout les caillots de sang.

Le sixième accouchement, avec ces accidents graves, foudroyants, nous a fait comprendre la cause qui la produisait.

Rapprochant le premier fait du second, nous fûmes amené à admettre que ces accidents ne pouvaient dépendre que de la non-rupture de la poche des eaux, dont les membranes, résistant à la poussée de la tête, exerçaient une traction sur le placenta, qui devait se détacher de l'utérus, soit sur un point de sa surface — c'est le premier cas — soit sur une certaine étendue de son pourtour, ce qui résulte du second fait.

Il faut ajouter que, dans ces deux accouchements, le travail marchait lentement, sans grandes douleurs, ce qui explique que la compression des eaux sur les membranes, ne se faisant pas d'une manière brusque et forte, ne pouvait les rompre, mais que par ce travail une traction lente et continue agissait sur le placenta et devait le détacher sur le point où elle avait lieu.

Voici les deux observations d'hémorragie :

Nous assistions, pour sa troisième couche, une de nos clientes. Le travail marchait régulièrement, la tête était en première position; les douleurs se rapprochaient sans être fortes. La poche des eaux ne proéminait pas, elle se rompit par la sortie de l'enfant et la tête fut recouverte par les membranes qui la coiffèrent.

Deux ligatures furent placées à deux centimètres l'une de l'autre et je fis la section.

Tandis que nous nous occupions de l'enfant, la mère nous prévint que le délivre voulait sortir. Il y avait près d'un quart d'heure que l'accouchement avait eu lieu. Effectivement nous n'eûmes qu'à le recevoir, sans avoir à faire aucune traction sur le cordon.

Immédiatement après le sang s'écoula entraînant de gros caillots et peu après il s'arrêtait naturellement et sans traitement.

Nous nous estimions heureux d'avoir mis la double ligature, pensant, avec raison, que cette hémorragie se serait traduite par le cordon, aussitôt la section faite, autrement comment les caillots auraient-ils pu se former?

Aux quatrième et cinquième accouchements la poche des eaux se rompit au début du travail et tout se passa naturellement.

Huit ans après le troisième accouchement, le sixième avait lieu. Le travail marchait régulièrement; les douleurs étaient peu prononcées; la poche des eaux ne proéminait pas, bien que la tête de l'enfant fut engagée. Elle se présentait couverte par les membranes qui ne se rompirent qu'à la sortie de l'enfant. Les eaux s'écoulèrent. Les deux ligatures furent placées et la section faite.

Comme nous allions nous occuper de l'enfant, la mère nous dit qu'elle se sentait inondée. Nous fûmes de suite près d'elle, effectivement elle baignait dans son sang.

Après nous être assuré par le toucher et non par la traction que le placenta adhérait encore sur une étendue du diamètre d'une pièce de cinq francs à la partie droite de l'utérus, nous pratiquâmes le tamponnement avec de la ouate, et en même temps, un verre d'eau sucrée contenant deux cuillerées à bouche de fort vinaigre était bu.

La position horizontale fut donnée.

La pâleur de la mort avait envahi la face, la vue se voilait, la parole s'éteignait, le pouls ne se percevait plus, et la respiration s'arrêta. Une syncopee mortelle avait lieu.

L'hémorragie s'était arrêtée. Après plus d'une demi-heure de soins pour rappeler et entretenir la chaleur autour du corps et avoir projeté dans les narines des jets de vapeurs d'éther, produites par l'agitation du flacon, tenu à pleine main, une légère réaction eut lieu.

La respiration revint, nous pûmes faire prendre du vin chaud.

L'hémorragie ne se reproduisit plus et après une longue convalescence la santé revint.

Voici une couche très facile, à marche lente, sans fortes douleurs et la poche des eaux ne se rompant qu'à la sortie de l'enfant, qui produit une hémorragie foudroyante et sans rejets de caillots, avant l'expulsion, et le complet décollement du placenta (il ne fut détaché qu'après, son adhérence était de près de quatre centimètres au plus); l'extrémité placentaire du cordon étant lié, l'utérus était revenu sur lui-même et se percevait sous l'ombilic.

Comment expliquer un pareil accident?

Nous avons vu que, dans le premier fait (troisième accouchement), l'hémorragie ne se traduit pas après la sortie de l'enfant, mais après l'expulsion naturelle du placenta et fut suivie de nombreux et volumineux caillots; et sans nouvelle perte de sang.

Dans le deuxième fait (sixième accouchement) l'hémorragie se traduit, aussitôt après l'accouchement, le placenta étant encore adhérent sur une petite surface, et sans le moindre caillot.

Dans les deux cas, le cordon placentaire était lié.

Nous ne pouvons expliquer ces deux hémorragies, que comme nous les avons appréciées. Dans le premier, décollement du placenta sur un point de sa surface, le pourtour toujours adhérent, d'où formation de caillots entre les deux surfaces décollées et l'hémorragie ne se traduisant qu'après la sortie du placenta.

Dans le second cas, décollement du placenta jusqu'à son pourtour, épanchement de sang entre les parois de l'utérus et les enveloppes, et son écoulement au dehors, aussitôt la sortie de l'enfant, qui ne fait plus obstacle, et sans formation de caillots.

De ces deux faits, ressort, pour nous, cet enseignement : c'est que, dans tout accouchement, une fois la tête engagée, il est urgent et prudent de rompre la poche des eaux, pour éviter qu'elle produise une traction sur le placenta, par suite son décollement, avant l'accouchement, et l'hémorragie qui en serait la conséquence, hémorragie dont on peut apprécier la gravité par l'observation que je cite, comme aussi de constater le secours immédiat que l'on trouve dans l'emploi du vinaigre, que le médecin a sous la main, tandis que s'il avait fallu aller chez le pharmacien, pour chercher le moindre médicament, la mort aurait eu lieu.

CHAPITRE XII

DE LA PÉRITONITE PUERPÉRALE OU FIÈVRE PUERPÉRALE. — ERREUR SUR SA NATURE, SA CAUSE ; PREUVES DE SA NON-CONTAGION. — SON TRAITEMENT.

Après l'accouchement, les femmes sont souvent atteintes de symptômes morbides, indices d'une maladie, qui est réputée la plus dangereuse et la plus meurtrière, alors qu'elle sévit épidémiquement.

Elle est dénommée : Péritonite ou Métro-péritonite puerpérale, ou encore Fièvre puerpérale.

Ces trois dénominations ne comprennent qu'une seule maladie : Péritonite puerpérale.

Tous les auteurs lui reconnaissent les caractères ou mptômes suivants :

« Frisson initial du 2ᵉ au 5ᵉ jour, douleur abdominale,
» augmentant par la toux, la respiration et la pression.
» Ballonnement plus ou moins considérable du ventre.
» Dès le début, des nausées et presque toujours des vo-
» missements bilieux, jaunes ou verdâtres. Constipation
» et le plus souvent diarrhée jaunâtre et sans coliques.
» Soif vive langue couverte d'un enduit blanc. Respiration
» accélérée, chaleur à la peau, pouls fréquent, souvent
» petit et concentré, face d'abord animée, puis grippée ;
» plus tard le ventre se ballonne davantage ; les vomisse-
» ments se rapprochent, une bile verdâtre, porracée,
» épaisse, est rejetée, pouls petit, dépressible. Décubitus
» dorsal.

» Et avant le terme fatal, dit Grisolle (p. 510), — au-
» quel j'emprunte tout ce passage — chez presque toutes
» les malades, la douleur abdominale diminue ou cesse
» complètement un ou plusieurs jours avant la mort. »

Pour le pronostic (Grisolle, p. 513).

» La péritonite puerpérale est une des maladies les
» plus graves. On ne peut en espérer la guérison que lors-
» qu'elle reste circonscrite. Elle est surtout meurtrière
» lorsqu'elle règne épidémiquement, spécialement dans
» les hôpitaux, où parfois on sauve à peine une femme
» sur vingt. Le péril est d'autant plus grand que la péri-
» tonite survient à une époque plus voisine de l'accouche-
» ment. Le météorisme, l'altération des traits, la dyspnée
» sont des symptômes fâcheux. Un pouls faible, petit, de

» 120 pulsations à la minute, la face grippée, les vomis-
» sements porracés, les sueurs froides, un météorisme
» considérable, sont les signes les plus fâcheux. » Telle
est l'opinion du professeur Grisolle, opinion partagée par
tous les professeurs d'accouchements et les médecins.

Nous devons ajouter que lorsque cette maladie est réputée épidémique, les femmes accouchées sont disséminées
dans les autres services médicaux, et les maisons d'accouchement n'en reçoivent plus, tant que cette influence sévit.

Nous n'entreprendrons pas de discuter les opinions qui
sont admises sur sa nature, surtout celle qui considère
l'acte le plus naturel de la Nature, — l'accouchement, —
comme une plaie qui expose la femme à toutes les com-
plications des plaies chirurgicales et ramène les phénomènes ou symptômes confus des maladies puerpérales, à
de simples accidents chirurgicaux. Ainsi l'accouchement,
cet acte naturel par excellence, serait comparé à ce qui
n'est pas dans la Nature, l'opération chirurgicale !

Les auteurs n'ont pas songé qu'il n'y aurait alors que
la femme, seule, qui serait ainsi frappée dans l'acte qui
lui est dévolu, la génération.

Nous ne parlerons pas aussi de la nouvelle cause « à la
mode du jour », de la petite bête ou microbe puerpéral,
que les médecins mettent en avant pour toutes les maladies, sauf pour la rage. Elle ne supporte pas le moindre
examen. Et dans un temps peu éloigné, tous ces fanatiques
du « Microbe » ne seront pas les derniers à venir déclarer
qu'ils n'y ont jamais cru.

Nous avons décrit les symptômes et le pronostic qui
sont établis par les auteurs les plus compétents ; nous allons nous en servir pour démontrer l'erreur de la science
sur cette maladie.

1° Tous les symptômes qui sont énumérés proviennent-
ils de l'inflammation du péritoine ?

Le péritoine est-il ou peut-il même être malade ?

Nous déclarons, à priori, que tous ces symptômes ne proviennent nullement de l'inflammation du péritoine, pour une raison bien simple, c'est qu'il n'est pas malade, n'est le siège d'aucune inflammation et, nous pourrions même ajouter, qu'il ne peut s'enflammer.

Les auteurs ont voulu reporter tous les symptômes qu'ils observent dans cette maladie, à une inflammation qui se déclarerait subitement sur le péritoine, sans aucune cause appréciable.

Ils n'ont pas recherché si ces symptômes ne pouvaient pas dépendre d'une autre cause. Là est leur erreur.

Se sont-ils demandés comment et par quelle influence le péritoine pouvait s'enflammer ?

Pendant la grossesse, et dans l'accouchement ou après, est-il en jeu ? Subit-il le moindre contact de l'air et des mains ?

— Certainement non. Comment alors pourrait-il être subitement le siège d'une inflammation mortelle, accompagnée de tous les symptômes décrits par les auteurs ? Quelle serait la cause qui la produirait ?

Tandis que nous savons que : l'abdomen étant ouvert par une blessure, les intestins s'échappant par la plaie, étant réduits et la plaie guérie, aucune inflammation ne le frappe.

Dans l'opération de l'ovariotomie bien que le chirurgien aura plongé ses mains dans la cavité abdominale, repoussé les intestins et tiraillé le péritoine, qui aura subi l'action de l'air et le contact des mains, pourquoi ne s'enflamme-t-il donc pas ?

Je sais que les opérateurs prétendent, quand les opérées succombent, que c'est à cause d'une péritonite. Je prouverai également leur erreur.

Il faut alors admettre que lorsque le péritoine n'est pas en contact, ni avec l'air, ni avec les mains ; qu'il ne subit aucune traction, ni froissement, qu'il n'a pas près de lui, un foyer inflammatoire provenant d'une opération, il est néanmoins plus susceptible d'une inflammation mortelle, dix-neuf fois sur vingt (Grisolle, p. 513). Tandis que lorsqu'il subira toutes ces causes d'inflammation, c'est le contraire qui a lieu ! Le bon sens suffit seul, pour déclarer que c'est inadmissible.

Ceci établi, nous allons expliquer la cause des douleurs abdominales qui surviennent après :

1° l'accouchement ; 2° l'opération de l'ovariotomie; 3° dans l'obstruction intestinale, dépendant de n'importe quelle cause.

Grisolle dit (page 508) : « Dans la *péritonite puerpérale,* » on trouve presque toujours les intestins très dilatés par » des gaz : *ces organes offrent beaucoup moins de longueur qu'à l'état normal.* Nous en donnerons l'explication.

1° Que se passe-t-il dans la cavité abdominale, après l'accouchement ? Le développement de l'utérus, par suite de la grossesse, a comprimé tous les intestins et par suite gêné la circulation des matières intestinales et l'écoulement de la bile. Nous en avons déjà donné la preuve en traitant la question du soi-disant rhumatisme utérin.

La cavité abdominale devenant libre, par le fait de l'accouchement, les intestins, cessant d'être comprimés, ne trouvant pas, dans la paroi de l'abdomen, aucune résistance, puisqu'elle a perdu toute sa force, conséquence de la distension qu'elle a subie, ne peut résister à la dilatation des gaz. Ceux-ci ne pouvant être expulsés inférieurement par suite de l'amas des matières intestinales, ni se dégager supérieurement, distendent l'intestin grêle, à tel point, dit Grisolle, « que les intestins ont moins de lon- » gueur qu'à l'état normal. » Cette distension est telle, qu'elle comprime la vésicule biliaire, provoque la sortie de la bile et son afflux dans l'estomac, d'où les vomissements bilieux, jaunâtres, « au début et augmentant plus

» tard, au point d'être épaisse et porracée. » Et ce que les auteurs ont oublié d'ajouter, c'est que ces vomissements de bile épaisse, porracée, et même noire, se sont déjà produits pendant le travail de l'accouchement. La bile s'épanche alors dans l'intestin, y développe une fermentation qui donne naissance à la formation de ces gaz et ils occasionnent tous les symptômes qui sont observés et attribués à l'inflammation du péritoine. Que se passe-t-il du côté de l'intestin, par suite de cette distension ? Est-ce le péritoine qui en subit l'influence et va devenir le siège d'une inflammation ? Certainement non. L'intestin, distendu au détriment de sa longueur, fait éprouver un tiraillement à tous les vaisseaux et nerfs, de là, la douleur qui s'observe et qui est portée à un tel point que la malade ne peut rien endurer sur le ventre, est obligée de rester sur le dos et ne peut faire aucun mouvement, sans éprouver les plus vives douleurs. Ce n'est pas le péritoine qui, s'il était malade ou enflammé, pourrait occasionner ces vives souffrances. Ce n'est pas son inflammation, alors même qu'elle pourrait exister, qui ballonnerait le ventre et y déterminerait, par la percussion, une sonoréité générale et provoquerait les vomissements bilieux si graves.

En admettant l'impossible, qu'il soit le siège d'une inflammation portée au maximum d'intensité, mais l'intestin n'y serait pour rien ; il ne se distendrait pas, ne perdrait pas de sa longueur et le ventre ne serait pas ballonné, ni douloureux ; de plus, il n'y aurait pas de vomissement bilieux et l'intestin serait libre.

Nous en avons la preuve certaine, quand un abcès se développe dans le bassin, dans le muscle psoas-iliaque. Là, se trouve une cause d'inflammation réelle, indéniable, puisque l'abcès peut se faire jour à l'attache inférieure du muscle ou dans l'intérieur et occasionner la mort. Dès le début, sauf la douleur, limitée à un point fixe, constate-t-on un seul des symptômes qui sont attribués à l'inflammation du péritoine ? Dans les tumeurs de l'ovaire et l'ascite, y en a-t-il le moindre, malgré la compression que les intestins éprouvent ?

Tandis que nous observons que, lorsqu'il y a arrêt dans la circulation des matières intestinales, la douleur abdominale se déclare subitement, d'abord à un point fixe, qui est le siège de l'obstacle, puis devient générale, lorsque la distension augmente. Et un fait important, c'est que ce point douloureux change constamment de place et la malade ne l'éprouve que lorsque, par un gargouillement, les gaz indiquent qu'ils se déplacent.

La distension des intestins est souvent telle que la peau de l'abdomen, surtout à la région épigastrique, devient violacée par suite de la compression interne. Cette coloration change également de place selon que les gaz distendent l'intestin dans un point opposé.

J'ai observé ce fait dans presque tous les cas d'obstructions et d'invagination intestinales que j'ai eus à traiter.

L'inflammation du péritoine, pourrait-elle présenter tant de changements, si elle existait ? Pourrait-elle ballonner l'abdomen au point de cyanoser la peau — par suite de la compression des vaisseaux, — et cette coloration pourrait-elle se déplacer et apparaître sur un autre point ? L'unique cause des douleurs attribuées à l'inflammation du péritoine, ne dépend que de l'accumulation des matières fécales dans l'intestin, pendant la grossesse et après l'accouchement, leur fermentation produit les gaz qui le distendent au point de ballonner le ventre et occasionnent ces vives et atroces douleurs.

La vésicule biliaire étant comprimée, par cette distension excessive, rejette la bile qu'elle contient, et comme elle ne peut s'écouler par l'intestin, elle reflue dans l'estomac et détermine les vomissements d'abord bilieux jaunes, qui deviennent verts et porracés, puis verts noirs et sont alors déclarés incoërcibles. C'est si réel que pour faire cesser tous ces symptômes, il n'y a qu'à agir immédiatement sur l'intestin par un ou deux lavements purgatifs, et lorsqu'il se trouve dégagé, par leur effet, donner, une heure après, un purgatif.

L'action du lavement purgatif est de faire cesser les vomissements en rétablissant le mouvement péristaltique de l'intestin vers sa partie inférieure et de permettre à l'estomac de conserver ce qu'il prend. (Faits que j'ai publiés dans mon travail du choléra, 1868, contre les vomissements, provenant de n'importe quelle cause, page 300 ainsi que dans la brochure : Recherches sur la mort du comte de Chambord. Cancer de l'estomac. Erreur de diagnostic, 1884.)

Par les évacuations produites par la purgation et les lavements, les vomissements cessent ; le pouls perd de sa fréquence et se relève ; la céphalalgie disparaît, la respiration devient plus facile, la figure n'est plus grippée, le ventre reprend sa souplesse et n'est plus douloureux, même au palper, le ballonnement n'existant plus, et les suites de couches reprennent leur cours.

Pour comprendre ce changement extraordinaire, on en a l'explication et la preuve dans la nature des évacuations, par leur dureté, leur couleur noire et surtout par leur putréfaction. Il ne s'agit pas de croire qu'une seule purgation suffit, il faut, deux jours après, en donner une seconde et tant que les matières sont noires, infectes, il faut continuer, en mettant trois jours d'intervalle.

La seule indication qui commande la médication, c'est l'infection des matières et leur coloration noire.

Au surplus, le médecin n'aura pas à hésiter dans la médication, ni à la redouter, attendu que les effets salutaires, immédiats, qui se traduiront aussitôt après la première purgation, l'engageront à persévérer dans cette voie, d'autant plus que l'appétit renaît et que l'on peut — *sans aucun danger* — comme rechûte ou autre accident, alimenter la malade. Le seul reproche que le médecin se ferait, serait, après avoir commencé la médication, de ne pas la continuer, et il serait fautif.

Dès l'instant que ce traitement fait cesser, dans les vingt-quatre heures, tous ces symptômes effrayants, mortels, dix-neuf fois sur vingt — comme le dit Grisolle, — peut-on dire que c'est le péritoine qui est enflammé et qui les produit et qu'ils sont l'indice d'une péritonite ?

Si le péritoine était le siège d'une inflammation comment pourrait-elle cesser, presque instantanément, par l'évacuation de l'intestin, alors qu'aucun traitement antiphlogistique ou autre n'est fait contre elle ?

De même dans la fièvre typhoïde, quand le météorisme du ventre est porté à un point extrême, que tous les symptômes sont tels que l'on déclare qu'il y a péritonite, et qu'à l'autopsie l'on constate une perforation intestinale, est-ce le péritoine enflammé qui l'aurait produite ?

Cette perforation n'est-elle pas la conséquence de la distension extrême de l'intestin ? Elle ne dépend même pas de l'ulcération qui a pu y exister ; alors même qu'elle en serait la conséquence, ce ne serait pas le péritoine qui en aurait été la cause.

En novembre 1882, n'ai-je pas constaté encore ce fait chez une jeune personne atteinte de fièvre typhoïde, et arrivée à la période ultime de la maladie. Le ventre était tellement ballonné que les trois médecins qui la soignaient et moi-même, nous redoutions une perforation intestinale, qu'un léger purgatif (sulfate de magnésie 20 grammes) faisait diparaître. L'observation en est rapportée dans la brochure que j'ai publiée (cause et traitement de la fièvre typhoïde, p. 32, 1883.)

Tous les auteurs reconnaissent que la maladie désignée sous les noms de fièvre puerpérale, ou métro-péritonite puerpérale, est contagieuse ; je vais démontrer qu'elle ne l'est pas.

Par l'explication que je viens de faire des causes qui la font naître, l'on ne saurait établir que la contagion puisse exister. Si elle était contagieuse, pourquoi son action ne se traduit-elle pas constamment, aussitôt qu'un cas se déclare. Cette opinion étant admise, comme vérité médicale, les praticiens ne se sont pas inquiétés de rechercher si elle était fondée.

Cette maladie — fièvre puerpérale — est épidémique et n'est que la conséquence d'influences générales atmosphériques, agissant sur notre économie et se traduisant sur toute la population, homme ou femmes, par un état bilieux.

Chez la nouvelle accouchée, les symptômes sont d'autant plus graves et l'action plus violente qu'elle survient après la perturbation qu'a subi son économie, par le travail de l'accouchement. C'est une sorte d'empoisonnement — produit par la bile, — qui disparaît aussitôt que l'on en chasse la cause, par les purgatifs.

Cette cause est si réelle, que nous en trouvons les preuves par analogie. avec d'autres affections. Quand la grippe sévit d'une manière épidémique, est-ce par contagion qu'elle se propage où n'est-elle pas la conséquence de l'état atmosphérique ? L'on comprendra facilement que dans un milieu, comme une salle d'hôpital, où l'air se trouve vicié par toutes les influences morbides qui existent et proviennent des femmes accouchées, elles doivent toutes en subir d'autant plus les fâcheux effets, que déjà leur économie, avant leur entrée dans l'hôpital, était atteinte par cette influence, qu'elles portent en elles et les rendent plus aptes à contracter la maladie dite péritonite où fièvre perpuérale.

Mais en agissant, aussitôt après l'accouchement, sur l'intestin, cette influence pernicieuse disparaîtrait et ne viendrait pas s'ajouter et aggraver l'état général de l'accouchée, qui a déjà, en elle, la cause suffisante pour faire déclarer la maladie, et qui consiste en l'état bilieux et dans l'arrêt et la putréfaction des matières intestinales.

Cette opinion est basée sur des observations, qui m'ont confirmé dans cette manière d'apprécier la maladie et ce qui prouve qu'elle est vraie et fondée, ce sont les cas de péritonite ou fièvre puerpuérale que l'on observe dans les familles fortunées.

Quelle est l'influence qui la produit ? Certes, ce n'est pas la contagion, puisque dans la maison et même dans les alentours, il n'en existe pas. Où se trouverait la cause, si celle que j'indique n'est pas admise ?

Dès l'instant que la femme qui est entourée dans son Hôtel, de tous les soins que comporte la fortune, où, en un mot, rien ne lui manque, est frappée, par la maladie, tout comme celle qui est dans une salle d'hôpital, il n'y a donc pas à parler de contagion et l'on est forcé, par les faits et le raisonnement, à reconnaître qu'il y a un principe épidémique qui sévit sur la femme riche, comme sur la femme pauvre et que ce principe doit être le même, et qu'il se trouve, avant la maladie, dans l'économie de celle qui en sera frappée.

Il faut donc forcément reconnaître :

1° Que la maladie dite fièvre perpuérale ou métro-péritonite puerpuérale n'existe pas, en tant qu'inflammation du péritoine ou de la matrice, ou encore à l'état de fièvre.

2° Que cette dénomination n'a pas sa raison d'être, attendu que le péritoine ne participe en aucune façon à cette maladie et que surtout il n'est même pas malade, pas plus que l'utérus.

3° Que cette maladie ne dépend que de l'infection qui a lieu dans l'intestin, par la fermentation des matières qui y séjournent depuis longtemps et qui y déterminent, lorsque la cavité abdominale devient vide, par le fait de l'accouchement, un dégagement de gaz qui ballonnent l'abdo-

7.

men dont les parois, étant flasques, ne peuvent opposer aucune résistance à leur développement.

4° Que la douleur et le météorisme de l'abdomen ne proviennent que de la dilatation extrême de l'intestin qui occasionne tous les accidents qui s'observent et qui sont attribués, à tort, au péritoine ;

5° Quelle n'est pas contagieuse et ne saurait jamais le devenir ;

6° Qu'un seul traitement doit lui être opposé dès le début par les purgatifs.

Avant de relater les observations qui viennent à l'appui de mon opinion, je vais, en étudiant la Nature et la prenant pour maître, comme je l'ai fait pour tout ce travail, rechercher comment elle procède pour les femelles du règne animal, attendu que jamais elles ne sont atteintes de ces accidents de péritonite ou fièvre puerpérale et pourtant la position a été la même ; le même travail a eu lieu depuis le début, la terminaison a été la même ainsi que les suites, d'où vient alors que la maladie ne les frappe pas, comme elle frappe la femme ?

Nous allons en trouver l'explication dans un fait bien simple et bien extraordinaire qui vient prouver que mon opinion est vraie. Que font toutes les femelles, *sans exception* (sauf peut-être les singes que nous n'avons pu étudier) dès qu'elles ont mis bas ? Aussitôt qu'elles se sentent délivrées, elles se relèvent, se retournent immédiatement et mangent tout leur délivre.

Certainement, pour les herbivores et les rongeurs, ce n'est pas une nourriture ordinaire, il faut donc reconnaître et admettre que si toutes les femelles, depuis le lapin jusqu'à la jument, la vache, la brebis, la chienne et la truie le font, c'est que leur instinct leur indique qu'il faut en agir ainsi et de cette manière ce délivre leur sert de purgation. Autrement, comment expliquer cet acte instinctif de toutes les femelles ? Que l'on songe à la masse de chaire crue et sanglante que la jument et la vache mangent sans hésiter, je pourrais dire avalent tant elles se dépêchent, et en une seule fois. Est-ce-là leur nourriture? Que l'on essaie de faire manger à une autre femelle ce délivre et l'on verra si même elle le sentira. C'est donc la preuve que l'instinct oblige la femelle, qui vient de mettre bas, à le faire et ce délivre leur sert de purgation.

A mon avis il n'y a pas d'autre explication et ce qui le prouve, c'est qu'en purgeant la femme vingt-quatre ou quarante-huit heures — au plus tard — après son accouchement elle n'éprouve plus aucune douleur abdominale, se sent très débarrassée, est très à son aise et alors même que la maladie est déclarée, le même traitement la fait disparaître immédiatement comme les observations suivantes vont le prouver.

Première observation. — En février 1866, je suis appelé pour assister une primipare âgée de trente-six ans. Après avoir palpé le ventre, ne sentant aucun mouvement, je pratiquais l'auscultation et ne perçus aucun bruit cardiaque. J'appris que le 10 janvier s'occupant de son déménagement, elle éprouva, après un effort, une douleur dans le ventre ; peu après le sang s'écoula en petite quantité et elle prit le lit. Les accidents s'étant arrêtés, elle se leva et ne sentit plus les mouvements de l'enfant.

Le travail marchait lentement, vingt-quatre heures après le début des douleurs, une eau sanieuse s'écoulait et confirmait ma croyance que l'enfant était mort. L'accouchement ne pouvant se faire, je m'adjoignis un confrère. Le forceps fut appliqué et avec beaucoup de peine un enfant très fort, du poids de près de six kilos fut extrait. La tête était très volumineuse. La mort devait remonter au mois de janvier, lors de l'accident, la décomposition de la peau et du corps de l'enfant l'indiquait.

Après l'accouchement des injections d'infusion de camomille furent faites et voulant débarrasser l'intestin je prescrivis un lavement. Je fus prévenu que tout le liquide sortait par la vulve ; par le toucher, je constatai une déchirure de la paroi recto-vaginale. Au moyen d'une sonde à injection, que je fis introduire par l'anus au delà de la déchirure, des lavements pourgatifs furent donnés et produisirent beaucoup d'effets.

L'accouchement avait été fait à cinq heures du matin ; le soir, le ventre devenait douloureux était ballonné et il y avait eu quelques vomissements bilieux. — La nuit les symptômes s'aggravèrent ; tous les signes classiques de la péritonite puerpérale existaient, faciès grippé, vomissements, météorisme et douleurs excessives dans le ventre, décubitus dorsal, pouls fréquent, filiforme. Comme toutes les boissons étaient rejetées, avant de faire prendre une purgation, deux lavements purgatifs furent donnés à une demi-heure d'intervalle, aussitôt après le second je fis prendre trente grammes du sulfate de magnésie.

Aucun vomissement ne se produisit ; plusieurs évacuations noires, infectes eurent lieu ; le soir le ventre était moins ballonné et les souffrances moindres. Un lavement purgatif fut donné en deux fois et produisit beaucoup d'effet. Les matières toujours infectes. Le lendemain, lavements purgatifs matin et soir. Le ventre, pendant la nuit, devint plus douloureux et quelques nausées se reproduisirent, une seconde purgation fut donnée et provoqua l'expulsion de beaucoup de gaz et des matières noires très infectes et parmi le liquide de gros morceaux durs et noirs. Les douleurs cessèrent. Les bouillons et potages furent conservés, la malade pouvait s'asseoir dans son lit, le pouls était redevenu normal et le sommeil bon.

Une troisième purgation fut prise quelques jours après et la malade n'éprouvait plus aucun malaise. Les suites de couches, qui étaient arrêtées, reparurent ; les injections de camomille avaient toujours été continuées.

Toutes les conditions rendaient cet état plus grave et

pourtant tous ces symptômes de péritonite très aigüe, disparaissaient sous l'action de lavements purgatifs et de trois purgations.

Ce résultat prouve que la douleur abdominale, les vomissements, la fièvre et tous les symptômes attribués à la péritonite puerpérale ne provenaient que de la distension des intestins par suite des gaz produits par la putréfaction des matières intestinales et que le péritoine n'était nullement en cause puisque, par leur expulsion, tous les symptômes morbides disparaissaient immédiatement et que la santé était rendue à la malade.

Je ne rapporterai pas toutes les autres observations qui viennent confirmer mon opinion et le traitement, mais je citerai la dernière qui offre beaucoup d'intérêt sous bien des rapports, d'abord par une hémorragie survenant dix heures avant l'accouchement et une seconde, deux heures après l'accouchement.

Voici cette observation : Le 6 mars 1885 je suis mandé, par dépêche, en province, près d'une jeune femme qui est à sa sixième couche, quatre sont venues très bien et à terme, la seconde, par suite d'accidents, a eu lieu à six mois et demi; elle était gémellaire. L'observation en est rapportée dans un précédent chapitre.

Dans la nuit du 5 au 6 mars, une hémorragie se déclare; elle est combattue et arrêtée au moyen de l'eau vinaigrée (une forte cuillerée à bouche pour un verre d'eau sucrée, à boire en trois fois à un quart d'heure d'intervalle, selon la recommandation expresse que j'avais faite antérieurement, en cas de pareil accident).

A onze heures du matin, l'accouchement a lieu avec des efforts violents, occasionnant une vive douleur dans le côté droit de l'abdomen. Vomissements bilieux pendant le travail. Deux heures après, seconde hémorragie qui fut combattue et arrêtée par l'eau vinaigrée.

Arrivé le soir je vois la malade. L'état général est bon,

seulement il existe un sentiment de courbature par suite des efforts et un point douloureux à droite à la région hypogastrique. Cette dame me dit qu'à son premier accouchement, pour lequel je l'assistais, elle n'avait pas autant souffert. Au palper, je constatai une tuméfaction au niveau de l'utérus.

Tout allait bien, quand le 7, au soir, cette douleur devint plus vive ; la céphalalgie et la fièvre se déclarent, accompagnées de vomissements bilieux ; l'abdomen se météorise et est extrêmement douloureux. Le pouls de cent vingt-huit à cent trente-six pulsations. Les suites de couches ne sont pas arrêtées, tout mouvement occasionnait de vives douleurs, décubitus dorsal ; les draps ne peuvent être supportés par leur poids.

Je me trouvais en présence de tous les symptômes d'une péritonite ou fièvre puerpérale grave. D'après ma manière d'en juger la cause et persuadé que tous ces symptômes et la vive douleur ressentie dans tout le ventre et surtout au côté droit, ne devaient dépendre que d'un amas de matières fécales anciennes, accumulées depuis longtemps, je n'hésitais pas à recourir aux lavements purgatifs, donnés par moitié, afin d'être conservés.

De 9 heures du soir à deux heures du matin, aucune évacuation ne fut obtenue, malgré cinq lavements purgatifs dont une partie du dernier fut conservée.

Le 8, à quatre heures du matin, les douleurs qui s'étaient un peu calmées reparurent plus vives, et la fièvre plus forte. Les suites de couches se sont arrêtées, tous les symptômes se sont aggravés, je prescris de suite une purgation de sulfate de magnésie ; à six heures, les effets commencèrent, plusieurs selles liquides, infectes, noires et très abondantes eurent lieu, ne contenant aucune matière dure ; beaucoup de gaz furent rendus. Les douleurs abdominales cessèrent, la malade peut respirer librement et se retourner dans son lit.

Le soir, 104 pulsations moins fortes, pouls meilleur. Le lait toujours abondant, l'enfant prend le sein chaque fois qu'il se réveille. La malade prend de la nourriture avec goût.

La douleur persistant toujours au côté droit du ventre, persuadé qu'elle ne peut dépendre que d'une accumulation de matières durcies, dès le lendemain, 9, matin et soir un lavement purgatif est pris et produit de copieuses évacuations, *sans matières dures*. La malade est levée sur sa chaise longue, elle n'a plus de fièvre ni de douleurs abdominales.

Le 10, deuxième purgation. Évacutions copieuses de matières très épaisses, plus noires et plus infectes. Les lochies ne reparaissent pas; lait toujours abondant, l'appétit bon. La malade reste levée cinq heures sur sa chaise-longue. Dans la journée, évacuations *sans matières dures*.

Le 11, un lavement produit une évacuation contenant de *gros morceaux de matières noires très dures ;* plusieurs évacuations de même nature dans la journée. Les lochies reparaissent.

Le 12, état très satisfaisant ; la malade se lève et est très bien. Alimentation.

Le 13, à partir d'une heure, céphalalgie ; état moins satisfaisant, pouls plus fréquent ; le soir l'aggravation s'accentue, la douleur du côté droit de l'abdomen reparaît ; il y a du météorisme et beaucoup de sensibilité. Un lavement simple produit encore des matières désagrégées ; odeur infecte. La nuit a été mauvaise, soif vive ; la fièvre est augmentée, 116 pulsations.

Le 14, à cinq heures du matin, vomissement bilieux. Ventre très sensible même par le moindre mouvement. Une troisième purgation est prise ; une heure et demie après, évacuation copieuse de grosses matières, très dures et d'une quantité de matières épaisses, compactes, d'une odeur plus infecte qu'avant.

A partir de ce moment, les douleurs disparaissent, le ventre, qui était toujours douloureux à droite, peut être palpé sans la moindre douleur, la tuméfaction qui se percevait à cet endroit n'existe plus. Le météorisme a disparu. Les lochies continuent à bien marcher.

La malade reste levée toute l'après-midi, et mange avec appétit.

Convaincu que tout cet état, dit « fièvre puerpérale ou péritonite puerpérale, » ne dépendait que d'un amas de matières dans l'intestin et que surtout je l'avais complètement dégagé, j'ai pu, sans craintes, quitter cette jeune femme, le lendemain 15 mars, laissant les indications pour combattre toujours dans le même but, les signes qui pourraient se manifester.

Le 18, de retour à Paris, je recevais la nouvelle que, la veille 17, elle avait pu se promener sans fatigue, dans son jardin, soit onze jours après l'accouchement.

Il nous reste maintenant à rechercher la cause qui a pu produire l'hémorragie avant l'accouchement et celle qui a eu lieu deux heures après, ainsi que les accidents de péritonite se déclarant trente heures après l'accouchement, soit le 7, et leur retour le 13 mars. Comme je n'ai pas quitté d'un instant ma malade, j'ai pu suivre très exactement et avec grande sollicitude, tous les symptômes et voici l'explication que j'en donne et qui a motivé la médication faite.

Cette jeune femme est d'une belle santé, sa dernière couche avait eu lieu le 5 décembre 1883, et elle accouche, le 6 mars 1885, soit quinze mois après. Elle a nourri tous ses enfants, qui sont forts et bien portants ; le dernier a été sevré en septembre 1884. Toutes les grosseses ont été belles et les couches faciles et heureuses.

D'où vient que, pour cette dernière : 1° Une hémorragie se traduit avec un point douloureux, à droite de l'abdomen ? — 2° Que pendant l'accouchement les douleurs ont été excessives, plus que pour le premier et se faisaient sentir dans le côté droit ? — 3° A quelle cause attribuer les hémorrhagies survenues avant et après l'accouchement ? — 4° Et qu'elle est celle qui a provoqué les symptômes de fièvre ou péritonite puerpérale, se déclarant trente heures après la délivrance ?

Il est utile de dire que, dans la ville qu'habite ma cliente, pendant le mois de février, quatre jeunes femmes, du monde, sont mortes en couches d'une péritonite ou fièvre puerpérale semblable à celle dont nous venons de rapporter l'observation. Faits qui m'ont été dits par mon confrère, qui avait fait l'accouchement de ma cliente, et qui était très effrayé par tous les symptômes qui se produisaient.

J'ai déjà établi que je repoussais complètement la maladie dite « fièvre ou péritonite puerpérale, » déclarant même qu'elle n'existait pas, en fournissant la preuve de la cause qui produisait tous ces accidents.

Cette observation vient confirmer de nouveau, et en tous points, ma manière d'apprécier cette maladie et elle va me permettre d'expliquer quelle était la cause qui a dû occasionner les deux hémorragies qui ont eu lieu avant et après l'accouchement, ainsi que tous les symptômes morbides qui se sont produits peu après.

1° J'attribue celle qui a eu lieu, avant l'accouchement, à l'amas de matières accumulées à droite de l'abdomen, qui comprimait et refoulait l'utérus au point de produire un décollement partiel du placenta et a occasionné, avant et et pendant l'accouchement, des souffrances atroces d'où l'hémorragie.

2° La cavité abdominale, n'étant plus remplie par le développement de l'utérus, laissait toute facilité aux gaz pour se développer dans l'intestin et comprimer les matières, qui exerçaient alors une pression plus forte sur l'utérus et l'empêchaient de revenir immédiatement sur lui-même et occasionnaient, après l'accouchement, une seconde hémorragie. Et c'est si plausible que, le jour même à mon arrivée, à 8 heures du soir, je constatais une tumeur volumineuse à droite de l'utérus plus développé et situé plus haut qu'il ne devait l'être. Le palper était douloureux à cet endroit.

Voici à mon avis la seule cause qui a pu les produire.

Maintenant pour les symptômes de péritonite ou fièvre puerpérale qui se sont déclarés, le 7 au soir, avec fièvre, céphalalgie, vomissements et tous les autres signes, l'explication en est simple ; les gaz se sont développés, l'amas de matières fécales, formé au-dessus de la valvule iléo-cœcale, les empêchait de sortir inférieurement ; les gargouillements, occasionnés par leur déplacement, faisaient horriblement souffrir la malade et la preuve la plus convaincante, d'autant qu'elle est matérielle, que cet état dépendait de cette seule cause, c'est qu'après les lavements purgatifs et la première purgation, les symptômes douloureux disparaissaient et que ce n'est qu'après la seconde purgation que les matières dures et anciennes étaient expulsées.

Que les mêmes symptômes, se représentant moins aigus comme douleurs, mais avec fièvre et vomissements bilieux, disparaissent de nouveau et complètement après une troisième purgation, soit trois dans l'espace de sept jours, qui expulse alors toutes les matières anciennes, ce dont j'avais la preuve par les dernières évacuations qui n'avaient plus l'odeur infecte et la couleur brun-noir des autres garde-robes.

Il est très important de faire remarquer que l'allaitement a toujours continué, que le lait était abondant, que l'enfant n'a pas pris une goutte d'eau sucrée, et n'a jamais souffert. Aussitôt réveillé, il était mis au sein.

Ce qui prouve que trois purgations, dans une semaine (pour chaque 30 grammes de sulfate de magnésie), n'ont eu aucune influence sur la sécrétion lactée et que l'enfant n'en a pas souffert, puisqu'après avoir rendu son méconium, il est resté deux jours sans évacuer, ce qu'il a fait ensuite naturellement et avec abondance.

De ce qui précède résulte la preuve qu'il n'y a ni fièvre puerpérale, ni péritonite puerpérale et que les symptômes qui s'observent ne dépendent que des matières intestinales accumulées et viciées, qui n'étant plus gênées par la distension de l'utérus, revenu presque à son volume naturel, tendent à circuler et facilitent le développement des gaz dans l'intestin grêle, d'où les vives douleurs provoquées par leur distension, lesquels occasionnent tous les symptômes qui sont attribués à l'inflammation du péritoine, tandis qu'il n'est pas même en cause, attendu que, s'il était le siège d'une inflammation produisant de tels effets, jamais elle ne pourrait disparaître, avec tout ce cortège morbide, aussitôt l'effet d'un purgatif.

Que les médecins qui seraient incrédules aient la bonté et la conscience — pour leur malade — d'employer cette médication et ils pourront se convaincre que : la *fièvre ou péritonite puerpérale n'existe pas* et que surtout *elle n'est pas contagieuse et ne peut l'être*.

Je puis l'affirmer avec conviction, après une pratique de trente-sept ans et par tous les cas que j'ai eu à soigner avec succès.

Le traitement est simple, ne demande pas grande profusion de médicaments variés, puisqu'il ne s'agit que d'employer le sulfate de magnésie et des lavements purgatifs.

Il convient de ne pas négliger les injections d'infusion tiède de camomille, comme soins de propreté et pour faciliter les suites de couches.

CHAPITRE XIII

DE L'ÉLEVAGE DE L'ENFANT. — DE LA DIARRHÉE VERTE. — SA
CAUSE ET SON TRAITEMENT.

L'élevage de l'enfant devait compléter les mémoires que j'ai présentés en 1870, à l'Académie de médecine, sur : « La cause de la Mortalité des nouveau-nés et des moyens » de la restreindre et « sur les Nourrices »... Je démontrais et prouvais, par les statistiques établissant une mortalité annuelle de 160,000 enfants d'un jour à un an, qu'elle provenait de la privation, pour le nouveau-né, de l'allaitement maternel pendant le premier mois. Je ne reviendrai pas sur ce travail d'autant plus que l'Assistance publique a pofité et suivi l'avis que j'émettais, à savoir : de payer, à la fille-mère, les mois de nourrice qu'elle était obligée de payer, pour l'enfant abandonné qu'elle envoyait en nourrice. C'est déjà un grand avantage en faveur de ces pauvres petits êtres et de leur mère.

Ce travail sur l'Élevage trouve naturellement ici sa place, pour indiquer ce qui convient à l'enfant dès sa naissance, pour sa santé et sa conservation.

L'on serait tenté de se demander, s'il est nécessaire de s'occuper de cette question, comme si toutes les mères, par l'attribution qui leur est dévolue par la nature, et les médecins, par leurs études et expérience, ne la connaissaient pas à fond. L'on serait dans l'erreur comme je vais le démontrer.

Certainement rien n'est plus naturel que l'allaitement et, pour s'en convaincre, il n'y a qu'à porter son attention sur les animaux. Il ne leur faut ni science, ni étude, ni leçon, la Nature leur ayant tout donné par leur instinct et, pourtant, c'est cet exemple que l'on n'a pas voulu suivre, pour la femme, pensant faire mieux.

C'est en raison de la simplicité de cette fonction, qu'avec l'autorité de la Science, établie par les erreurs qui ont été accréditées, l'on a cru pouvoir mieux faire en changeant cette loi naturelle, et conseiller à la mère de ne pas nourrir son enfant. Cette défense est poussée à un tel point qu'avant l'accouchement une nourrice est déjà choisie et arrêtée.

Ce qui était simple, naturel, ce que toute mère pouvait faire, sans conseils, devait être modifié non pour l'améliorer, mais le rendre sans réfléchir aux conséquences qui en résulteraient, dangereux, nuisible et souvent mortel pour le nouveau-né.

Les résultats ont été tels qu'en 1869, comme nous le constatons aujourd'hui, un cri de détresse s'est élevé du milieu de la Nation, inquiète de la diminution de la population. Ce n'est pas par un sentiment de philanthropie, mais parce que l'esprit de conservation, comme homogénéité de peuple et indépendance, lui a fait comprendre qu'un vice radical la mine, compromet ses destinées et qu'il lui importe alors d'augmenter son chiffre de population qui ne doit pas rester stationnaire, encore moins diminuer. Pour Elle, c'est une question d'indépendance, de prépondérance, en un mot, c'est une question vitale.

Telle est la situation dans laquelle la France se trouve.

Le gouvernement, en 1869, justement inquiet par les statistiques, s'est adressé à l'Académie de Médecine, pour conjurer ce mal. Il est à croire que les résultats n'ont pas été satisfaisants, puisqu'en 1888, ces mêmes craintes existent et qu'elles sont établies et motivées par les statistiques annuelles et confirmées, en outre, par la statistique hebdomadaire de la ville de Paris, qui donne le chiffre de l'effrayante mortalité des jeunes enfants, qui a lieu chaque semaine.

J'ai dit dans ma brochure « sur la Cause de la mortalité des nouveau-nés » qu'il ne fallait pas prendre le chiffre officiel pour 1869, de 160,000 mortalités d'enfant — dans l'année — mais bien rechercher à quel âge survenait le décès de ces enfants. De cette manière, l'on aura la preuve certaine que la plus grande mortalité a lieu dans les deux premiers mois, mais surtout dans le premier de la naissance. C'est donc la preuve que la cause ne dépend que de l'alimentation qui est donnée, dès sa naissance, à l'enfant, au lieu du lait de sa mère.

Au chapitre « de la Naissance », j'ai établi que la première nourriture qu'il faut à l'enfant, c'est le sein de sa mère. Aussitôt qu'il est dans ses langes, soit une heure après sa naissance, il faut le mettre au sein, alors même qu'il n'y aurait pas apparence de lait et par-dessus tout ne lui donner ni eau sucrée, ni sirop purgatif, il faut qu'il tette : La succion qu'il fait provoque la montée du lait et dès le lendemain les seins sont gonflés.

Alors même que l'enfant, la première fois, ne trouverait pas de lait, il en profite et s'endort à la suite de ce travail.

Toutes les mères, sauf de très rares exceptions provenant de maladies ou d'accidents, peuvent donner le sein à leur enfant aussitôt la naissance et pendant le premier mois, ce qui est essentiel pour leur santé et surtout pour celle de leur enfant. Si, après ce court laps de temps, le sentiment maternel ne peut l'emporter sur le désir qu'aura la mère de s'affranchir de cette douce joie, qu'éprouvent toutes les mères, et qu'elle aime mieux confier ce soin à une mercenaire, — qu'elle est encore heureuse de trouver, — l'enfant pourra lui être confié, mais avec moins de craintes pour sa vie, puisqu'il a eu, pendant un mois, la nourriture que lui a destinée la Nature, que toute son économie en aura profité et qu'il a acquis plus de forces.

Nous allons nous occuper de l'alimentation du nouveau-

né, après nous traiterons la question de la maladie, qui les
décime, nommée : Entérite, Entéro-colite, Choléra infantile, Atrepsie (nom scientifique nouveau, mais sans avan-
tages contre la maladie) et *Diarrhé verte*, qui, avant d'avoir
trouvé un parrain pour la nommer, indiquait ce qu'elle
était, par sa coloration exceptionnelle et par sa gravité.
Ce nom lui convient et je le lui conserverai.

L'alimentation de l'enfant a lieu de trois manières : Le
sein de la mère ou de la nourrice, et le biberon, soit seul
ou conjointement avec le sein.

Pendant le premier mois, la mère suffit et au delà à la
nourriture de son enfant, en admettant que quelques
mères ne puissent y suffire, elles n'auraient qu'à se faire
aider avec le biberon. A partir du second mois elle peut
s'en servir, en ayant soin de couper le lait d'abord par
moitié, puis par tiers, avec de l'eau de gruau. Il importe
par-dessus tout que cette eau de gruau soit toujours
fraîchement faite, pour éviter sa fermentation, qu'elle
communiquerait au lait et serait la cause du début de
la Diarrhée verte, qui s'annoncerait par des selles non
liées et verdâtres.

Dès le troisième mois révolu, ou au plus tard le quatrième,
ajouter à cette alimentation par le sein et le biberon, des
bouillies au lait, faites avec de la farine de gruau, ou farine de froment. En faire prendre, pour commencer, deux
petites soucoupes par jour, le matin et l'après-midi, sans
jamais insister si l'enfant, après en avoir pris une certaine
quantité, venait à la refuser en la rejetant.

De cette manière la mère ne se fatigue pas, son lait est
plus nourrissant et elle donne dans l'intervalle le sein
à son enfant. Le soir elle lui donne un biberon, avant de
l'endormir et elle a sa nuit presque complète pour se reposer et réparer ses forces.

L'on m'excusera de dire comment l'on doit faire cette
bouillie ; pour une soucoupe de lait sucré, l'on prend une

forte cuillerée à café de farine de gruau, que l'on délaye dans un peu de lait froid, aussitôt que le lait commence à bouillir, après avoir eu le soin de bien remuer la farine dans la cuillerée de lait froid, on la verse lentement, en ayant soin de tourner, toujours dans le même sens jusqu'à ce qu'elle prenne consistance, on la laisse encore près d'un quart d'heure pour sa cuisson, et on la verse dans une soucoupe. Elle doit être donnée tiède à l'enfant ; au cas où elle serait trop épaissie on ajoute un peu de lait bouilli et on la délaye, de cette manière elle est plus limpide et l'enfant la prend mieux. Il faut augmenter graduellement la quantité selon les besoins de l'enfant par sa croissance et son appétit.

Par cette alimentation, les enfants profitent, sont forts et bien portants, et la santé de la mère bénéficie de ce concours, qui lui permet en outre de fournir un lait plus riche et nourrissant à son enfant.

Quant aux panades, aux farines lactées du commerce, je ne les emploie pas et ne les conseille jamais attendu que pour les panades, c'est une nourriture qui ne convient pas, parce qu'elle est de facile fermentation, pour l'estomac de jeunes enfants ; les farines lactées et autres sont des composés qui sont plus ou moins bien préparés ; qui s'échauffent facilement, se décomposent et produisent des indispositions graves, comme j'en ai eu plusieurs cas à soigner. Tandis qu'avec la farine de gruau, l'on n'a aucune crainte à avoir ; elle est pure, sans mélange, ni falsification et n'ayant aucun principe de fermentation.

Au surplus ce n'est pas une théorie que j'émets, c'est le fait d'une méthode que j'ai employée pour l'élevage de mon enfant, méthode que j'ai conseillée à toutes mes clientes pour l'élevage de leurs enfants et que ma fille a suivie pour ses six enfants, qu'elle a tous nourris et qui sont forts et bien portants. Je suis donc en droit de conseiller cette méthode à toutes les mères.

Il importe, par-dessus tout, que les soins de propreté soient bien observés pour laver le biberon, ne jamais y laisser séjourner le lait, et avoir soin de rejeter ce qui resterait. Pour l'enfant, avoir le soin de ne pas lui laisser de couches mouillées ; les changer et faire un petit lavage avec de l'eau tiède, pour éviter que la peau ne s'irrite, par le contact de l'urine.

L'enfant pleure ou crie, pour trois causes ; la souffrance, la faim ou parce qu'il est mouillé, c'est donc facile de lui porter secours et de le calmer, selon la nature de la cause qui agit.

Nous allons nous occuper de la maladie de l'enfance, je lui conserverai le nom qui lui convient le mieux : « Diarrhée verte », attendu qu'elle ne s'observe que chez les jeunes enfants et ne peut être confondue avec aucune autre.

Tous les traitements préconisés et employés contre elle ont été ou sont sans résultat et comme il faut être au courant des *nouveautés* en fait de *découvertes médicales*, il a bien fallu trouver aussi le *Microbe de la Diarrhée verte* et chercher les médicaments qui peuvent le détruire, croyant alors guérir la maladie.

C'est aussi possible que serait l'idée de vouloir, en détruisant les vers qui rongent un cadavre, lui rendre la vie. Puisque les adorateurs du « Microbe » en trouvent partout, je pense qu'ils ont dû se demander si c'était le « Microbe » qui produisait la Diarrhée verte, ou si ce n'était pas elle qui le produisait, par suite de la fermentation putride qui avait lieu dans les intestins, comme conséquence d'une alimentation viciée et contre nature ?

Tous les auteurs n'ont eu en vue, et comme objectif, arrêter la diarrhée pensant qu'en l'arrêtant ils la guérissaient. Ils n'ont pas songé que cette diarrhée n'était que la conséquence d'un état morbide et que tant que les moyens d'action ne seraient pas dirigés contre la cause les effets persisteraient et résisteraient à tous les moyens employés jusqu'à ce que mort s'ensuive.

C'est ici que l'axiome *Sublatur causa...* prouve sa force de vérité. La cause de la diarrhée verte n'est produite que par le manque de soins et de propreté dans l'alimentation de l'enfant ; en admettant, comme vrai et établi, que le lait est bon et ne tourne pas en le faisant bouillir, même le lait de Paris. Un grand tort, à mon avis, est de recommander aux mères ou nourrices de donner le lait non bouilli ; c'est la plus grande faute que l'on puisse commettre attendu que c'est hâter les mauvaises digestions et l'apparition de la diarrhée verte, parce que l'on ne peut savoir si le lait n'a pas déjà un commencement de fermentation ce qu'on ne peut reconnaître que par l'ébullition.

L'enfant élevé au biberon, dès sa naissance, sans avoir jamais pris le sein, s'en trouve parfaitement bien si le lait, bien qu'acheté à Paris, est tenu proprement et ne tourne pas à la cuisson ; si, le coupant avec de l'eau de gruau, à chaque fois qu'on le lui donne on a le soin de n'en mettre que la quantité voulue et de rejeter le surplus, s'il en restait et surtout de laver le biberon en entier après chaque emploi : de cette manière jamais le lait ne s'aigrit et la diarrhée verte n'apparaît pas.

Elle ne provient que de l'acidité produite dans l'estomac par la décomposition du lait qui empêche alors toute digestion et assimilation de la nourriture. La fermentation s'établit, les selles deviennent d'abord diarrhéïques un peu verdâtres et contiennent des caillots de lait mal digéré, ont une odeur nauséeuse, fade ; peu après. le ventre se ballonne, la diarrhée verte apparaît sans trace de ces caillots de lait et l'odeur est putréfiée, puis elle se change en un liquide de même nature, d'un vert noirâtre, qui est infect et qui coule involontairement sous l'enfant.

Dès le début il se plaint, il pleure, il crie, toutes ses souffrances augmentent et le privent de sommeil ; sa figure amaigrie se décompose, devient violacée et la mort a lieu dans un temps plus ou moins prolongé.

Ainsi, à mon avis, la cause qui produit « la Diarrhée verte » (ou Entérite, *entéro-colite*, Choléra infantile, Atrepsie, ainsi que tous les noms qu'il plaira à chacun de lui donner) ne provient uniquement que de la fermentation du lait donné à l'enfant et qui constitue un véritable empoisonnement.

Tous les auteurs n'ont cherché à arrêter cette diarrhée que par les astringents et depuis la mode ou la découverte du *Microbe*, voici le traitement qui est préconisé par un médecin des Hôpitaux, pour le détruire au moyen de l'acide lactique après avoir vu et constaté l'inefficacité de tous ceux employés. (*Semaine médicale*, janvier 1888.)

Acide lactique, deux grammes, sirop de sucre 100 grammes, essence de citrons, q. s. En donner 5 à 8 cuillerées à café par 24 heures.

Admettons que l'acide lactique puisse détruire ce fameux « microbe » mais il ne détruit pas la cause qui le produit et je dirai plus, qu'en mettant, dans l'estomac de l'enfant, un nouvel acide, additionné en outre d'essence de citron, l'on ne fait qu'augmenter le mal qui existe déjà dans l'estomac, en acidifiant davantage le lait qu'il prendra. Loin d'arrêter la diarrhée, simple ou verte, ce traitement ne peut que l'augmenter et l'aggraver.

Vouloir l'arrêter par les astringents, sous-nitrate de bismuth, décoction blanche de Sydenham, tisane de riz et de sirop de coings et tant d'autres moyens, c'est de toute impossibilité; le chiffre effrayant de la mortalité hebdomadaire, établi par la statistique municipale de Paris, le prouve d'une manière irréfutable. C'est renfermer le mal dans le corps de l'enfant et le rendre plus mortel.

Tous ces traitements, n'étant pas faits contre la cause qui produit la maladie, peuvent, pour un instant, en arrêter peut-être les effets, qui ne tardent pas, peu après, à reparaître avec une plus grande intensité. C'est donc contre la cause qu'il faut que le traitement agisse. Qu'avons-nous à combattre : « la Diarrhée verte », presque toujours mortelle pour l'enfant.

Dès l'instant qu'elle se traduit, il faut, loin de chercher à l'arrêter, provoquer le plus rapidement possible, toute son évacuation, pour débarrasser l'estomac et l'intestin de tous les principes putréfiés qui s'y trouvent, qui la provoquent et l'entretiennent. Par cette médication, les acides sont neutralisés, l'estomac s'en trouve dégagé et toutes les matières viciées de l'intestin sont entraînées et expulsées. L'alimentation se fait alors d'une manière normale, le lait ne trouvant pas, à son arrivée dans l'estomac, le ferment acide qui va le décomposer et l'empêcher de servir d'aliment au corps. Les selles peuvent être encore diarrhéiques, légèrement vertes, mais par leur consistance et n'ayant plus d'odeur putréfiée, elles indiquent qu'il y a un changement notable dans les fonctions digestives et la preuve s'obtient dans les 48 heures, par la nature des selles qui tendent à redevenir normales, et déjà le ballonnement du ventre n'existe plus, l'enfant crie et se plaint moins et son sommeil est bon. Tant que les selles sont verdâtres, il ne faut pas hésiter à continuer le traitement.

La diarrhée verte, prise dès le début se guérit en quatre ou cinq jours au plus. Lorsqu'elle existe depuis plusieurs jours et même quelques semaines, elle demande la continuation du traitement, jusqu'à ce qu'elle cède et c'est ce qui a toujours lieu et la guérison est obtenue. L'on s'aperçoit journellement de l'effet et du résultat, par la nature des selles et le changement qui survient dans l'état de l'enfant.

Avant de parler du traitement, je dois dire comment j'ai été amené à le faire. Voyant que soit contre les vomissements provenant, soi-disant, de cancers de l'estomac et toutes les autres causes, ou contre les diarrhées des *phtisiques*, la diarrhée verte et la dysenterie, tous les traitements n'étaient dirigés que contre les effets, pour chercher à les arrêter, sans jamais remonter à la cause qui les produisait et ne pouvaient y parvenir, je me suis dit qu'il fallait qu'il y eut, dans l'économie, une cause qui produisait tous les symptômes et que loin de vouloir la contrarier, dans ses effets, il convenait de venir au secours du malade et de la Nature, en provoquant ces mêmes effets pour débarrasser l'économie de ce qu'elle cherche elle-même à rejeter. Aussi, dans tous les cas de vomissements, réputés provenir de cancer de l'estomac, dans ceux de la grossesse et du mal de mer, ai-je toujours agi, à l'encontre de tous les traitements, par les vomitifs qui les ont fait cesser et ont rendu la santé aux malades.

De même pour la diarrhée, dans le choléra, la phtisie, « la diarrhée verte » et pour toute diarrhée quelconque, ainsi que pour la dysenterie, même celle des pays chauds et pour celle contractée au Tonkin (et les malades pour traitement avaient le régime lacté, après le bismuth), et que j'ai eus à soigner cette année, la première indication à suivre c'est de la provoquer par des purgations ; alors elle cesse, la cause qui la produisait étant expulsée. Il ne s'agit pas de croire que le traitement doit être arrêté aussitôt qu'une amélioration se traduit ; il faut se guider sur la nature, et surtout sur l'odeur des évacuations.

C'est au surplus ce qui m'a conduit à employer les purgatifs comme traitement du choléra, comme je l'indique dans l'ouvrage que j'ai publié en 1868. (*Du choléra*, p. 272).

Voici la manière de traiter « la Diarrhée verte, » elle est très simple. Aussitôt que les selles par leur couleur verte et par la présence de caillots de lait mal digéré, indiquent que les fonctions de la digestion ne se font plus d'une manière normale, il faut aussitôt prescrire de la magnésie calcinée et en régler la quantité d'après l'âge de l'enfant. La magnésie calcinée a le double avantage de détruire et d'absorber tous les acides contenus dans l'estomac, tout en conservant son action purgative. Elle agit donc sur l'intestin, après avoir entraîné tout ce qui était dans l'estomac. Par son effet, les selles changent de nature, perdent l'odeur infecte, putréfiée, qu'elles avaient, et la coloration verte disparaît : peu après, elles prennent de la consistance, ce qui indique que la digestion se fait normalement.

Si, à cette diarrhée verte, se joignent des vomissements, il ne faut pas hésiter à avoir recours au sirop et à la poudre d'ipéca, qui les fera cesser et commencer, dès le soir même, ou le lendemain matin la magnésie calcinée. Continuer l'alimentation de l'enfant et y apporter la plus grande attention pour éviter toute fermentation soit par le fait du biberon, ou de la qualité du lait.

Dans le premier mois, je prescris le quart d'une cuillerée à café de magnésie calcinée, dans une demi-cuillerée à bouche de lait sucré, qui est bu en une seule fois, si l'effet purgatif n'a pas lieu d'une manière suffisante, le lendemain en augmenter la dose. Comme la magnésie calcinée n'est pas un médicament dangereux, l'on peut en augmenter progressivement la quantité, si elle ne produisait pas d'effet, ce qui ne peut exister.

Au surplus la nature des selles guidera pour son emploi.

Je n'ai eu qu'à me louer de cette médication, qui n'a jamais manqué de rendre à la santé de pauvres petits enfants arrivés à une période très grave de cette maladie et dernièrement encore, aux bains de mer, consulté par la femme d'un journalier, qui élevait son enfant au biberon, avec le peu de soins que trop souvent elles y apportent, avait laissé cette diarrhée verte arriver à la dernière gravité. L'enfant, âgé de cinq mois, était émacié, le ventre tendu, ballonné, dépassait les côtes. Il criait sans cesse et surtout la nuit. Les selles étaient liquides, très vertes et infectes et très fréquentes. Je conseillai un tiers de cuillerée à café de magnésie calcinée.

L'effet ne fut pas abondant, j'en fis prendre le lendemain une demi-cuillerée à café, les selles furent plus épaisses et d'une odeur infecte, aux dires de la mère. Le ventre devint souple, la nuit meilleure, l'enfant put dormir. Le traitement fut continué, avec un intervalle de deux à trois jours entre chaque dose, jusqu'à ce que les selles fussent redevenues normales.

Si je donne la préférence à la magnésie calcinée, c'est parce qu'elle détruit tous les acides, autrement, après les premiers jours de son emploi, l'on peut donner un peu d'huile de ricin ; préférant la magnésie je l'emploie uniquement. L'on peut, les deux premiers jours de la médication, donner chaque jour de la magnésie calcinée, mais après, mettre un intervalle d'un, deux ou trois jours entre chaque petite purgation, en se guidant par-dessus tout, d'après la nature et la coloration de la diarrhée et des effets et résultats produits.

J'ai toujours eu à me louer de cette médication et jamais eu à m'en plaindre.

Ceux de mes Confrères qui voudront arriver à la guérison de la « Diarrhée verte », rendre à la santé ces pauvres petits malades et les conserver à leurs parents, peuvent, sans crainte, employer ce traitement. J'en parle avec d'autant plus de conviction que c'est grâce à lui si j'ai pu conserver ma fille, âgée alors de dix mois et qui, par suite de mauvais soins, pendant les quelques jours que je n'avais pu m'en occuper, était arrivée à la dernière limite de la diarrhée verte, c'est-à-dire : selles liquides noirâtres putréfiées, coulant involontairement, et facies cyanosé ; par lui seul, sans avoir recours à aucune autre médication, sauf, comme elle était froide, de lui entretenir des bouches d'eau chaude autour de son corps, pour rappeler la chaleur en facilitant la circulation.

Le lecteur m'excusera de parler de moi, mais il s'agit de conserver des enfants à leurs parents et je dois dire ce que j'ai fait pour le mien, ce qui me donne le droit, comme médecin, de le conseiller pour les enfants des autres.

RÉSUMÉ

De ce travail, résultat de longues recherches et d'observations patientes, il résulte que :

1º Tout dans la Nature est soumis à une loi fixe, invariable, pour la Génération soit qu'on l'étudie sur les végétaux, les animaux et l'espèce humaine.

2º Que les observations et remarques qui sont faites sur les Végétaux et les Animaux pour leur floraison et fécondation. se trouvent être les mêmes que pour la femme.

3º Que dans ces trois règnes, il y a une période fixe, parfaitement indiquée sur les fleurs et chez les animaux, pour leur fécondation et qu'elle est également la même pour la femme.

4º Que la durée de l'incubation des œufs de la poule et celle de la gestation des animaux, étant fixe et invariable, la durée de la grossesse de la femme doit l'être forcément, de par la loi de la Nature et qu'elle ne comporte pas de modification en sa faveur.

5º Que cette loi, pour la durée de la Gestation, subissant une modification selon que le produit sera mâle ou femelle, il s'ensuit inévitablement que, par cette loi qui est fondamentale, la même modification existe pour la grossesse, selon que l'enfant est du sexe masculin ou féminin. Ce que nous avons constaté par de nombreuses observations.

6º Que la durée de la grossesse est de 270 jours, pour une enfant du sexe féminin, et de 282 jours pour un enfant du sexe masculin; modification qui se trouve confirmée par la gestation de la jument variant également de durée selon le sexe de son produit.

7° Que, par la connaissance de cette loi de la Nature, l'on peut dire d'avance la date de l'accouchement et, avec certitude le sexe de l'enfant qui naîtra.

8° Que, soit avant ou après la limite de la durée d'Incubation, de Gestation et de Grossesse fixée par la Nature, l'oiseau, l'animal et l'enfant ne peuvent vivre, comme le prouvent les observations citées.

9° Que l'âge d'un fœtus de six à sept mois, est parfaitement établi par un fait anatomique, non encore signalé, qui consiste en la présence de toutes les dents incisives, à l'état cartilagineux.

10° Que par cette loi de la Nature et observations faites sur les animaux et la preuve anatomique fournie par la dentition, le fœtus n'est pas viable à 6, 7 et 8 mois, comme également il ne peut vivre dix mois, dans le sein de la mère.

11° Que, pour les grossesses gémellaires, les animaux nous donnant la preuve indiscutable que le premier fécondé naît le premier, l'on est forcément obligé de reconnaître et d'admettre que, le premier enfant fécondé naîtra le premier et qu'il est en cela doublement l'aîné, par le fait de la conception et de la naissance.

12° Que la grossesse dite Extra-utérine ne résulte que d'une fécondation tardive qui a lieu dans le vagin, au lieu d'être faite dans l'utérus et ne provient nullement des causes qui lui ont été attribuées, par les auteurs, comme les observations le prouvent.

13° Que les indispositions qui surviennent dans le cours de la grossesse : vomissements, menaces de fausse couche, rhumatisme utérin, ne dépendent que d'une seule cause, la constipation.

14° Que par la double ligature du cordon ombilical,

avant sa section, l'on obtient la délivrance naturelle et spontanée du placenta et qu'elle empêche ou prévient les effets désastreux et souvent mortels de l'hémorragie, qui peut survenir après l'accouchement.

15° Que la Fièvre puerpérale ou Métro-péritonite puerpérale n'existe pas ; que la Science est dans l'erreur sur sa nature ; qu'elle n'est pas contagieuse, ce qui est démontré par le traitement, qui donne la preuve de la cause qui l'a produite par sa guérison immédiate, attendu que ce traitement, n'agissant que sur elle, fait, aussitôt son effet, disparaître tous les symptômes qui étaient réputés produits par l'inflammation du péritoine et de la matrice, tandis qu'ils ne sont, ni l'un, ni l'autre, aucunement malades.

16° Que, pour l'Élevage de l'enfant, il convient qu'il ait, aussitôt sa naissance, le sein de sa mère et pendant un mois au moins ; qu'après, il peut être nourri au biberon.

17° Que la *Diarrhée verte* ou Atrepsie, Choléra infantile, ne provient que du lait donné, qui est fermenté et qui se décompose dans l'estomac de l'enfant, pour produire, par suite de cette fermentation, du petit-lait et des caillots de lait qui, ne pouvant être digérés, se retrouvent dans les garde-robes, qui sont liquides et vertes.

18° Qu'un seul traitement doit lui être opposé au moyen de la magnésie calcinée, qui absorbe et détruit les acides de l'estomac et par son action purgative, débarrasse les intestins de toutes les causes qui produisent et entretiennent la « Diarrhée verte ».

FIN

TABLE ANALYTIQUE DES MATIÈRES

CHAPITRE V

CHAPITRE VI

CHAPITRE VII

CHAPITRE VIII

CHAPITRE IX

CHAPITRE X

CHAPITRE XI

CHAPITRE XII

CHAPITRE XIII

CHATEAUROUX. — TYP. ET STÉRÉOTYP. A. MAJESTÉ.

BIBLIOTHEQUE NATIONALE DE FRANCE

3 7531 03287941 4

www.ingramcontent.com/pod-product-compliance
Ingram Content Group UK Ltd.
Pitfield, Milton Keynes, MK11 3LW, UK
UKHW021913070726
13613UKWH00001B/499